身近な人の突然死・寝たきりを防ぐ心臓と脳の正しいケア

備えて安心

つくしんぼ会
著・監修 鈩 裕和

自由国民社

はじめに

今回、突然死と寝たきりを防ぐというテーマでの出版の依頼を受けました。

突然死は病気など内因性の要因で予期しない形で急に訪れてくる死とされ、残された人たちには混乱や驚き、大きな悲しみを与えます。できればそのような事態は避けたいのですが、自身の体の変化に気付かないまま、それこそ突然死に至ることも少なからずあります。また、突然死をきたす疾患は、死に至らなくても大きな後遺症を残し、生活障害を抱えて生きることを余儀なくさせます。時として何十年にもわたって介護を受けるいわゆる寝たきりの状態になることもあります。突然死と寝たきりはそういう意味で関連性があります。

一般の方々には突然死はセンセーショナルな響きがありますが、生き残って後遺症に苦しみながら本人や家族が、その後の人生を変えていかなければならない姿を日々目の当たりにする私たちには、突然死より寝たきりの方に重い響きを感じます。

脳卒中後の寝たきりの祖母を介護するため、共稼ぎの両親に代わって小学校、中学校と昼休みには自宅に戻り、放課後、部活動もできなかった少女が「私の人生はなんなのよ」と言って家出をした時には胸をえぐられる思いでした。そんなことは祖母さんも望まないだろうと思うと、医療を提供するものとしてどのように行動すべきか悩みました。

今、生活を支え維持するという目標を掲げる医療機関を設立して活動しているのはそんな思いからでした。いずれにせよ、突然死も寝たきりもたくさんの方々の人生を台無しにしてしまう可能性があります。甘く考えないでください。

突然死や寝たきりに予防処置を講じない人は、家族や友人に自身が抱える疾患について語らない傾向があります。また、原因となる高血圧、糖尿病、脂質異常症、高尿酸血症、不整脈などは普段症状が無いことも多く無治療のまま過ごす方が多いのも事実です。

医師が検査結果をもとに、どんなに注意喚起しても無視されることもしばしばです。不幸にして急に亡くなると家族、知人は原因不明の突然死と認識し、助言を無視された医師は当然の帰結と感じることになります。どっちにしても気持ちのいいことではありません。みんなを不幸にしないよう医師などの助言に耳を傾け、家族などには状況を説明しておきましょう。生活習慣病などは食生活などの改善が必要になりますので、協力してもらう配偶者などと一緒に受診して情報を共有し、モチベーションを高めることも有効です。

本書が、みんなで話し合うきっかけとなればと願っております。

医療法人社団つくしんぼ会理事長　釦　裕和

もくじ

第3章
血管に原因のある突然死と寝たきり
31

第4章

突然死を防ぐには心臓を正しくケアする!!　57

第5章

寝たきりを招く、脳卒中を予防する!!

第6章

突然死と寝たきりを防ぐ生活・食事・運動 141

第1章

突然死と寝たきりの予防で大切なこと

突然死と寝たきりはこうして防ぎましょう

医師　釖　裕和

「突然死」や「寝たきり」には予防できるものと、予防ができないものがあります。予防できる可能性があるものは、高血圧や糖尿病、脂質異常症、高尿酸血症など、いわゆる生活習慣病による血管障害に関連するものや不整脈などです。突然死の観点からは糖尿病では極端な高血糖による昏睡に伴うものや、高血圧による急性心不全など必ずしも血管障害を伴わないものもあります。予防ということになると早めの薬物治療のほか、食事療法、運動療法などが両者とも必要です。

今回は、突然死と寝たきりという異なる概念を一緒に取り上げることになりました。共通部分としては生活習慣病に偏

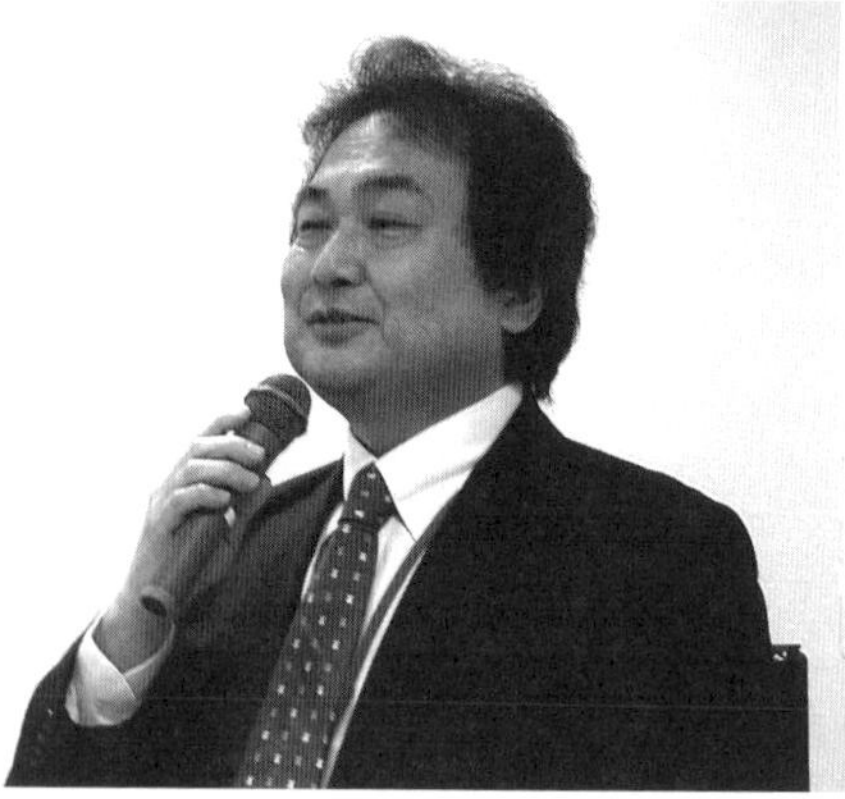

ってしまうため、臨床上、寝たきりの原因として重要な骨折や睡眠薬の常用などにも触れてあります。

悔いのない人生を送る参考にしていただければと思います。

突然死の予防

「突然死」とはどういうものか？

突然死という言葉をよく耳にしますが、それぞれの立ち位置や死生観などで受け取り方はさまざまです。ＷＨＯ（世界保健機関）の定義によれば**「それまで健康に見えた人が発症後24時間以内に内因死したもの」**とされています。

内因死とは病気が原因となる死亡のことで、したがって突然死は内因性急性死ともいえます。事故死などは外因性急性死で、突然死には含まれません。さらに予見困難という意味合いもあります。予見困難ということを強調すると突然死は予防できないと受け取られかねないことになります。また別の学会や医学組織によればそれぞれの立場で死亡までの時間が1時間とするものもあり定義も一様ではありません。

病気の発見が遅れがちな大動脈疾患や不整脈、老化に伴うものなど予期困難な突然死もあれば、糖尿病、高血圧、脂質異常症、高尿酸血症などの生活習慣病や、飲酒、喫煙などの嗜好品は心筋梗塞、脳梗塞、発癌などのリスクを上昇させ、結果的に突然死につながるので予防が期待できます。

家族や友人で病状が知らされていない場合は、見た目が健康そうであれば「あの人は突然死した」ということになりますが、病状を把握している主治医には当然予見できる死であり、突然死とは言えないこともあります。

症状がないからといって油断するのは禁物

前兆症状などがあれば、さらに突然死とは考えにくくなります。本人しか病状を把握していないときは事情を知らされていない家族、あるいは友人はなぜ突然死したのかと思うわけです。このようなことを避けるため、本人を説得して周囲の家族なりに状況を説明しておくようにうるさく主治医は注意するのですが、注意をすればするほど医療機関から足が遠のく方々が少なからず存在し急死につながります。急死された方が半年、一年と受診歴がない場合医師として悔しさ、無念さに襲われます。

また、突然死は安楽な死（高齢者のポックリ死信仰など）を希求する人たちには理想的な死と思われているところがあって、酒好きや煙草好きの人たちが生活を改めない口実として用いている場合も多くみられます。しかし脳卒中（脳梗塞や脳出血など）は突然死の原因としては割合が大きいですが、希望するいわゆる「ポックリ死」に至れるかというと死亡率は数パーセントで、多くは後遺症に悩まされながら介護を受けることになるわけですから、決して賢明な選択とはいえません。

突然死をきたすことは全体の死亡者数から見れば数少なく、高齢者のポックリ死と同列に語るべきではないでしょう。比較的若い世代の突然死は残された家族、仕事上の関係者に大きな迷惑をかけることになります。

突然死の予防に大切な生活習慣病の管理

突然死は、**高血圧**や**糖尿病**、**脂質異常症**、**高尿酸血症**などのいわゆる生活習慣病により、血管障害をきたして引き起こされる心筋梗塞や脳卒中によるものが多いとされています。今、症状のないこれらの疾患を治療するのは、後遺症を残して生活の質を落とさないようにすること、合併症としての血管が詰まる状態（梗塞）や出血を防ぎ、突然死を防止する狙いがあります。ただし、梗塞性疾患や出血性疾患について生活習慣病を伴わない原因のはっきりしないものも多くあり、予見できないこともあります。また不整脈や心筋症など予防困難な事例もあります。

突然死や後遺症で家族を路頭に迷わせることのないように私たちができることは、主に血管の障害から心筋梗塞、脳出血、脳梗塞などを誘発する高血圧や脂質異常症、糖尿病、高尿酸血症などをコントロールすること、脳血管奇形や動脈瘤などを発見し、くも膜下出血などを予防すること、頻脈性の心房細動など、危険な不整脈を早めに治療し心臓死や不整脈による脳血栓を予防することなどが肝となります。

食事管理や運動療法で薬は減らせる

早めに治療を開始するようにと申し上げましたが、多くの方は受診されるタイミングが遅すぎます。みなさん、生活習慣病の薬は飲み始めると一生止められないからできるだけ飲みたくないと言われます。確かにそのような面もありますが、多くの方は食事療法や運動療法や体重をコントロールすることで薬を減らしたり、やめてしまうことができます。放置してしまって、その間に体にダメージを受けることを避けてください。

寝たきりの予防

寝たきりになる原因で多いのは転倒骨折

寝たきりとは、自力で離床できず常時臥床している状態というのが一般的な解釈です。介護保険の評価で用いられる寝たきり度はもっと軽く、生活の何らかの部分において他者の援助を必要とする状態も寝たきりで、解釈は突然死よりさらに広くなります。

では、寝たきりになる原因はというと、突然死と同様に生活習慣病の合併症としての脳卒中や心筋梗塞などがありますが、実際に多いのは転倒骨折をきっかけに起こるもので、**予防策として有効なのは高齢者が睡眠薬の常習的服用をしないこと**です。

年齢を重ねると眠りが浅くなり、睡眠時間も短縮してきます。そのため熟眠感が得られず若い時のすっきりした目覚めを期待して睡眠薬を常用するようになります。もともと睡眠薬は睡眠のリズムを整えて生活の質を上げることが目的で、一部の精神疾患に使用する以外は、数週間で切り上げるのが一般的な使用法です。

寝たきり予防に有効なのは、高齢者が睡眠薬を常習服用しないこと

睡眠薬を常習的に用いていると、違法薬物のような薬物中止時の離脱症状が見られるようになります。過剰な神経刺激が起こって、不安、焦燥、不眠などの症状がみられ、薬が欲しくて医師にさまざまな理由を述べ立てて処方を迫る様子が見られます。また、これらの薬剤は次第に強力なもの、多量処方を希望される傾向があります。このような薬は眠りだけではなく、さまざまな神経系に作用を及ぼしますので転倒しやすくなるのはもちろんのこと、転倒時に受け身がとれないなどの不都合を生じます。このため転倒時に骨折をしやすく、程度も重くなります。残念なことですが、簡単にこのような薬を処方する医師の側にも責任はあります。

骨折を回避するには骨を強くしておくこと

その他、転倒を回避するため筋力やバランスが低下しないように運動は欠かさないようにしたほうがいいでしょう。最近、街中に増えた「短時間フィットネス」などを利用するのもよいと思います。また**骨折を回避するために骨を刺激する運動は必要**です。椅子にかけて踵を床にトントン打ち付けるだけでも効果的と言われています。閉経後の女性はエステロジェン(女性ホルモン)が低下し、骨密度が急に落ちるため背骨（椎体）の圧迫骨折が起きやすくなります。ちょっと尻餅をついただけでも骨折することがありますので、内服や注射で骨粗鬆症の治療を必要とすることもあります。**骨折しない生活を心掛けましょう**。

生活習慣病や喫煙、飲酒などは、寝たきりや突然死の原因となる合併症（心筋梗塞や脳梗塞等）を引き起こしやすく、コントロールしておく必要があります。ただ、年を取ると原因を特定できない寝たきりや突然死も増えてくるので全てを予防できるわけではなく、さらに多くの方々はなかなか生活を改めることに踏み切らず、無治療のまま合併症を併発し不幸な転機を辿っているのが現実です。私の外来診療においても合併症による障碍が出てから受診開始する方が多く残念に思います。

かかりつけ医、家族と協力して「病気という森」の管理をしてください

今回のテーマは関連する事柄が非常に多岐にわたるため、この本一冊ですべてを網羅することはできません。高尿酸血症は、一般には酒の飲み過ぎで関節がひどく痛む病気という認識しかないものですが、実は全身の血管を傷害し特に腎臓は慢性腎不全の状態になり、人工透析を受けることもあります。

尿酸を起点として透析に至る人は全透析患者の10％に及ぶと言われています。飲食を提供する仕事に従事する方が多く、きちんと管理を受けていないと突然死や寝たきりの原因に十分なり得ますし、実臨床ではそのようなケースをよく目にします。また、血管障害をきたす疾患は併存することが多く、合わせ技でさらに合併症を助長することになります。「木を見て森をも見ず」の医療ではなく「森を見て森を慈しむ」の心でかかりつけ医や家族と協力して森の管理をしてください。

第2章

こんな症状が出たら「突然死」に気をつけて

胸の痛み

胸のあたりに感じる、締めつけられるような痛みは、狭心症、心筋梗塞の典型的な症状です。あるいは、刺すような痛み、圧迫されるような痛みや重苦しさなどを感じる人もいます。心臓に起因する痛みは、心臓の上が痛いわけではなく、ほとんどが胸全体に広がる痛みとして自覚されます。ある一点に限られるような痛みは肋間神経痛《ろっかんしんけいつう》や帯状疱疹《たいじょうほうしん》などが多いです。その痛みが15分以上続くようなら救急車を呼ぶレベルです。じっとしていたら治るようなら、主治医を受診しましょう。

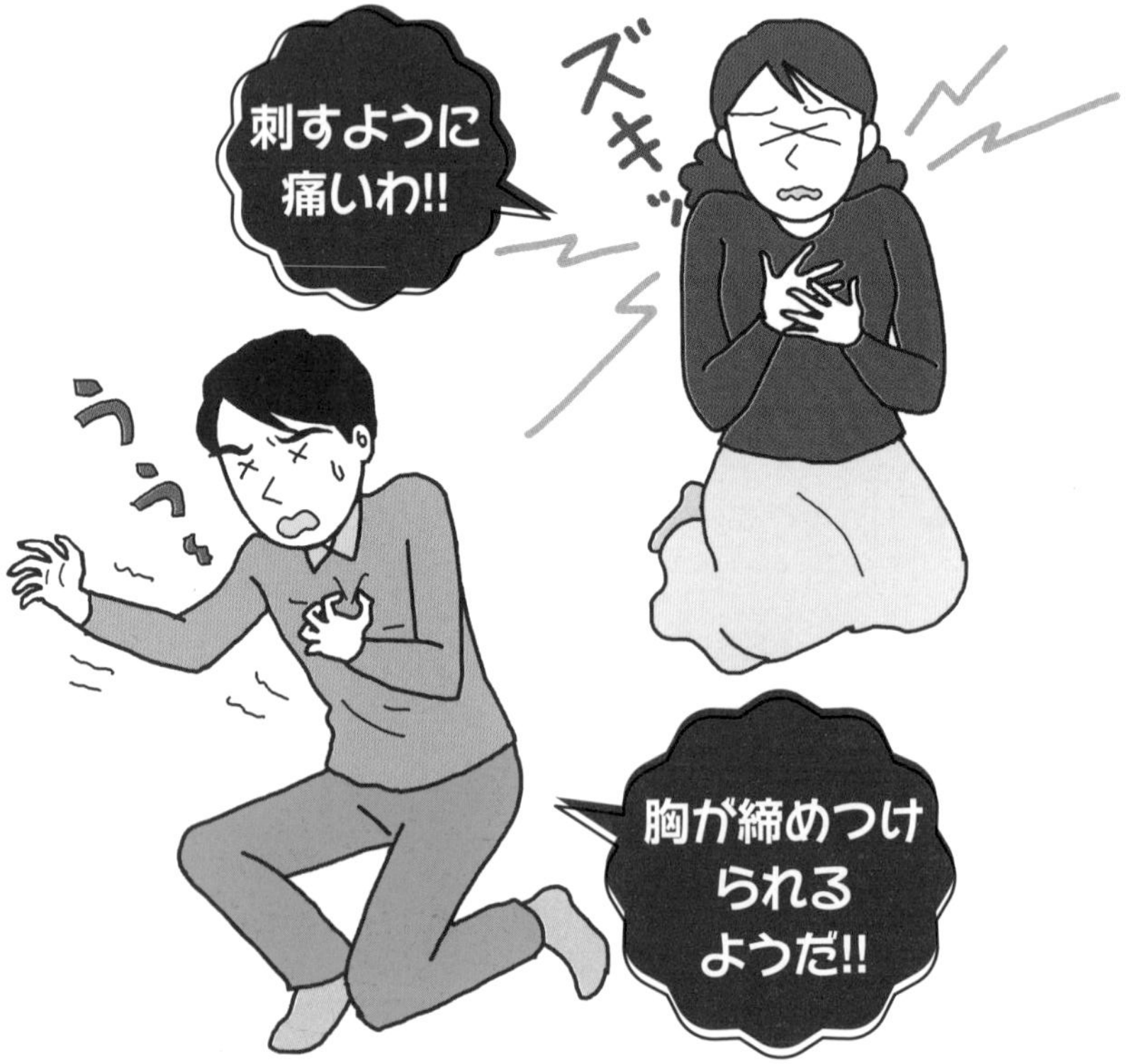
刺すように痛いわ!!
ズキッ
胸が締めつけられるようだ!!

胸以外のところの痛み

狭心症や心筋梗塞の痛みは胸だけでなく、みぞおちのほうに走る痛みを感じたり、心臓から離れた場所に症状が起こることが少なくありません。「放散痛《ほうさんつう》」あるいは「関連痛」といって、首のつけ根や肩、腕、背中などに痛みが出ることもあり、肩こりや胸焼けと軽視してしまうこともあります。人によっては奥歯やのどに痛みが出ることもあります。そうした痛みや不快感が続くようなら、早めに主治医を受診しましょう。

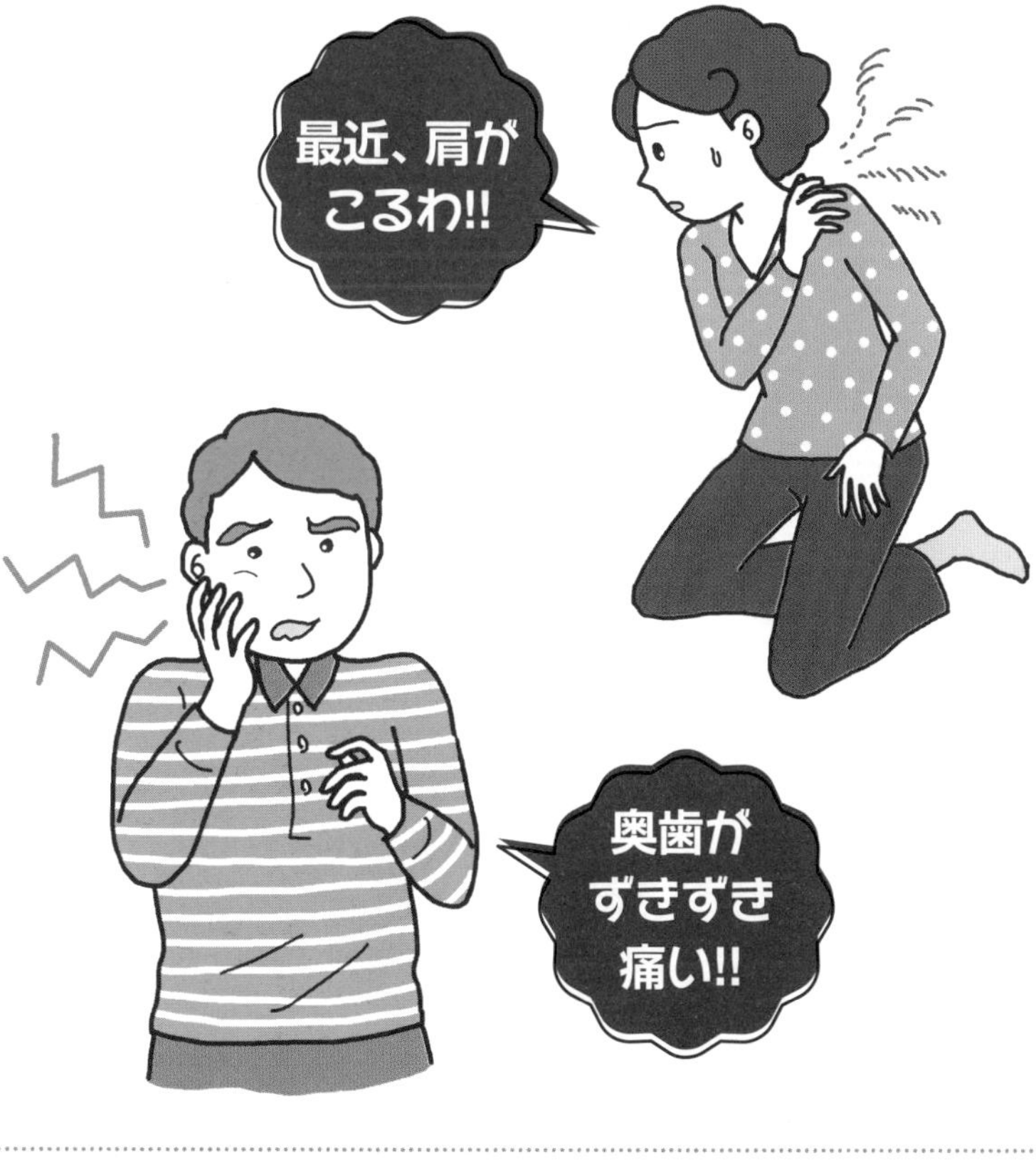

〔 息切れ・呼吸困難 〕

心臓の機能が低下すると肺への血流が少なくなるために、軽い動作でも呼吸数が増え、息切れや呼吸困難が起こります。心不全の症状の1つで、悪化すると、安静にしていても息苦しさを感じるようになります。「少しおかしい」と感じるめやすは、歩行によって得られます。同年齢の人と同様に階段の上り下りができるか、平地を歩けるか、休みながらでないと歩けないか、など歩行に不自由を感じたら受診しましょう。息切れや呼吸困難は呼吸器系など、さまざまな臓器の不具合で起こりますから鑑別が必要です。

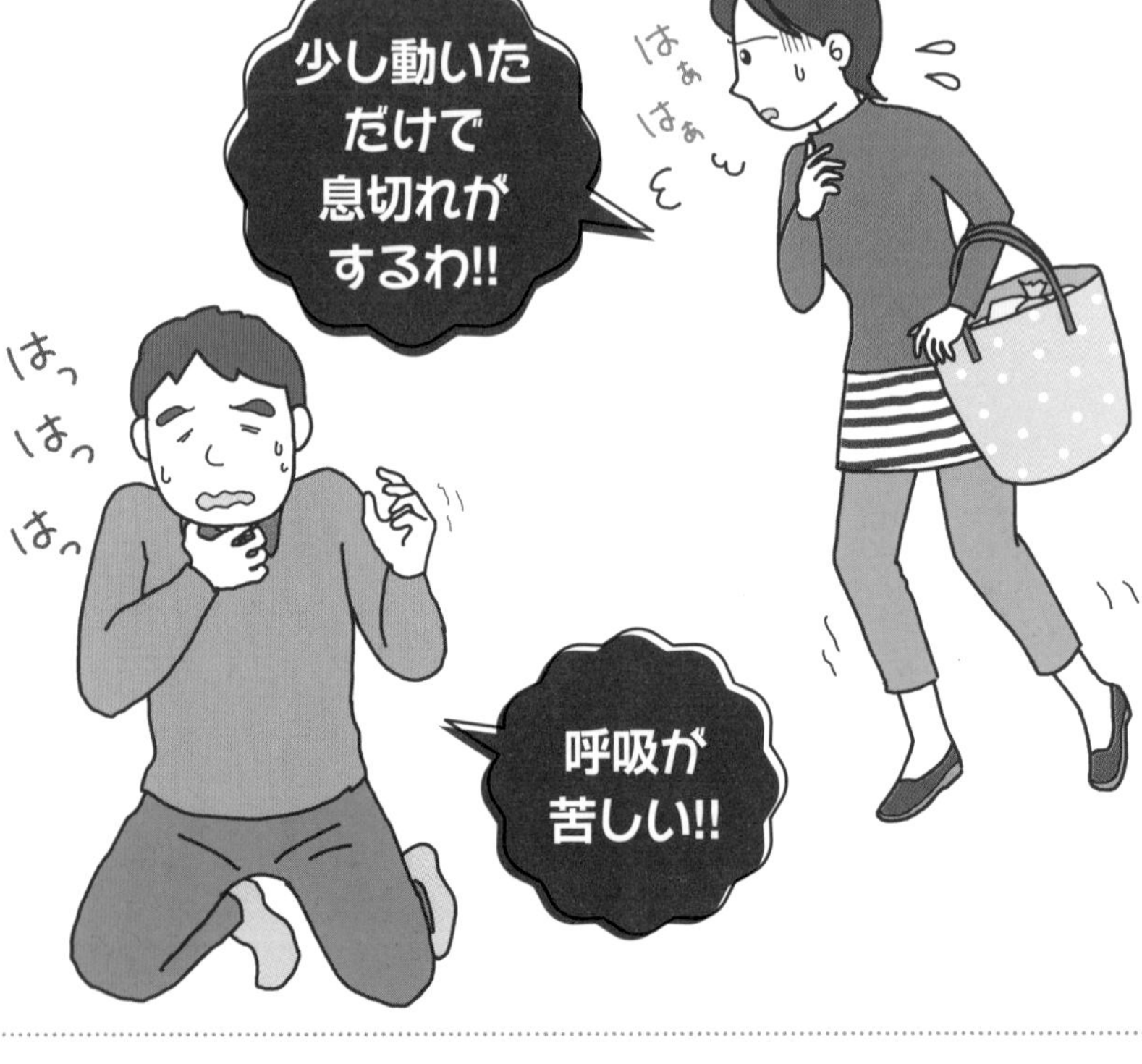
少し動いただけで息切れがするわ!!
はぁはぁ
はっはっはっ
呼吸が苦しい!!

〔動悸〕

動悸とは心臓の鼓動を強く感じたり、脈が乱れたりすることです。運動などによって起こる場合もありますが、とくに理由もないのにドキドキしたり脈が乱れたりするときは、突然死の原因に多い心室細動につながるときもあります。動悸が長く続いたり、何度も起きるようなら主治医を受診しましょう。ほかにも動悸の原因はありますが、心臓病が原因の場合は、動悸とともに胸痛や息苦しさをともなうことが多いです。ただし、多くの動悸の自覚は心因性などで心臓の疾患とは無関係です。

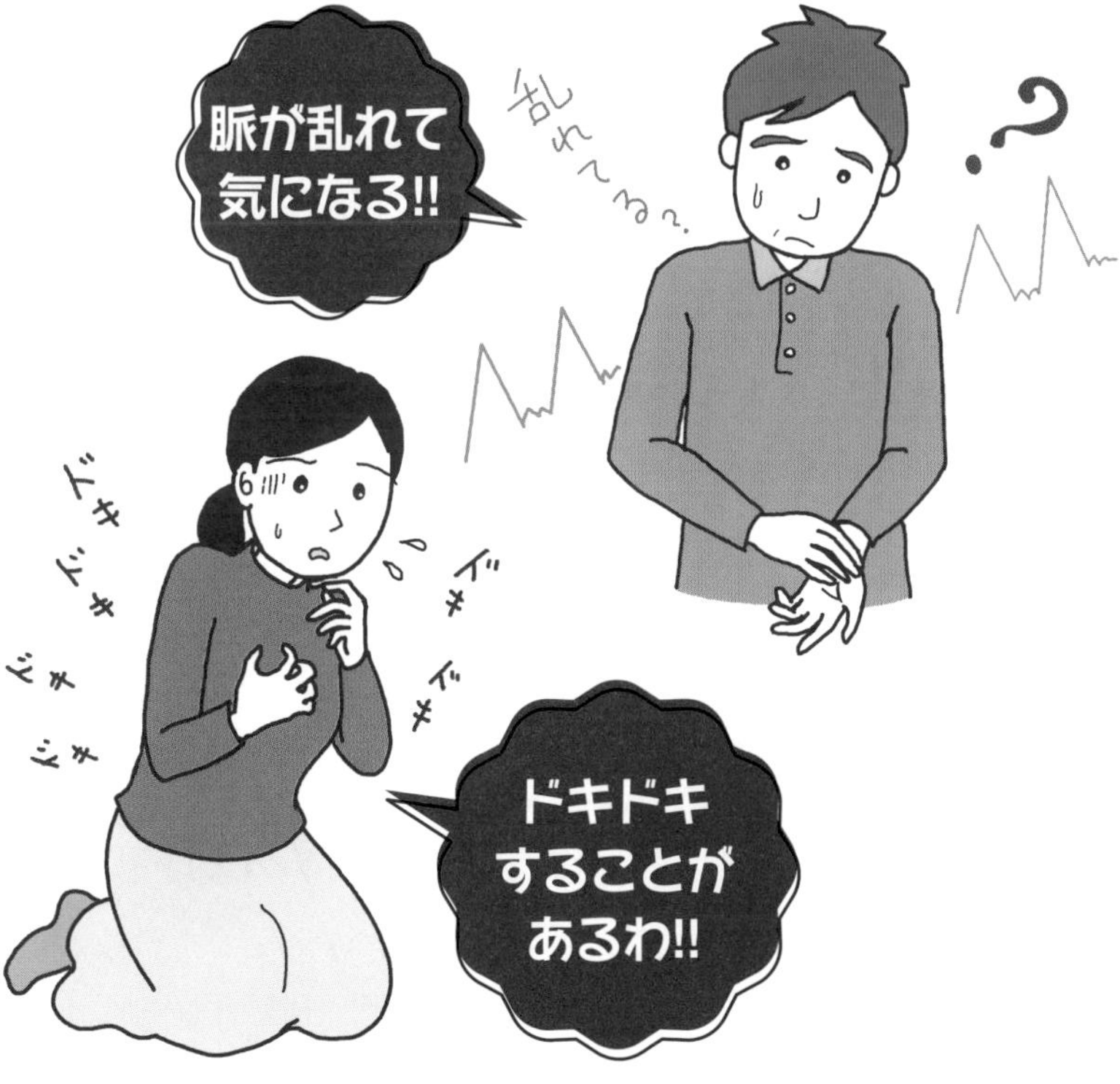
脈が乱れて気になる!!
乱れてる？
ドキドキ
ドキドキ
ドキドキ
ドキドキすることがあるわ!!

むくみ・だるさ・疲れやすさ

心臓のポンプの働きが悪くなると、血液中の水分を回収できにくくなり、組織にたまり脚などにむくみが出やすくなります。とくに夕方にむくみが顕著になります。また、心臓のポンプの働きが低下することで、十分な酸素と栄養分を全身に供給できなくなり、だるさや疲れやすさを感じるようになります。ふだんに比べ、だるさや疲れやすさ、下半身のむくみを感じたら受診をおすすめします。

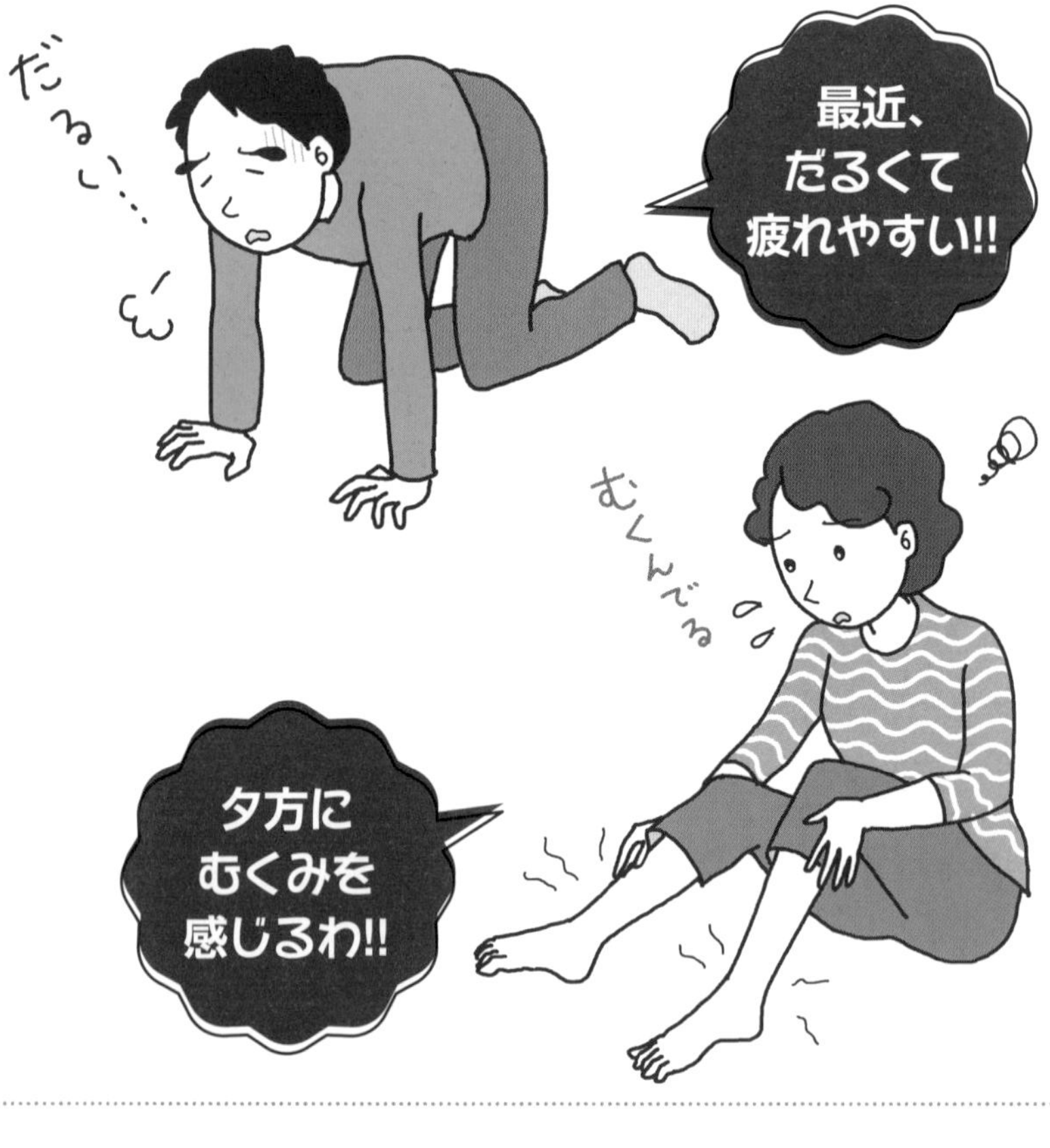
だるい…
最近、だるくて疲れやすい!!
むくんでる
夕方にむくみを感じるわ!!

〔めまい・失神〕

めまいや失神は、一時的に脳の酸素不足によって起こります。目の前が急に暗くなってフッと意識が遠のくような症状に見舞われます。狭心症や心筋梗塞、不整脈など心拍出量が急激に減ったことによる症状かもしれません。心室細動などによる不整脈の場合は突然死の心配もあります。ただし、めまいや失神は、迷走神経反射などほかの病気が原因で起こることも多いので、度重なるようなら受診しましょう。

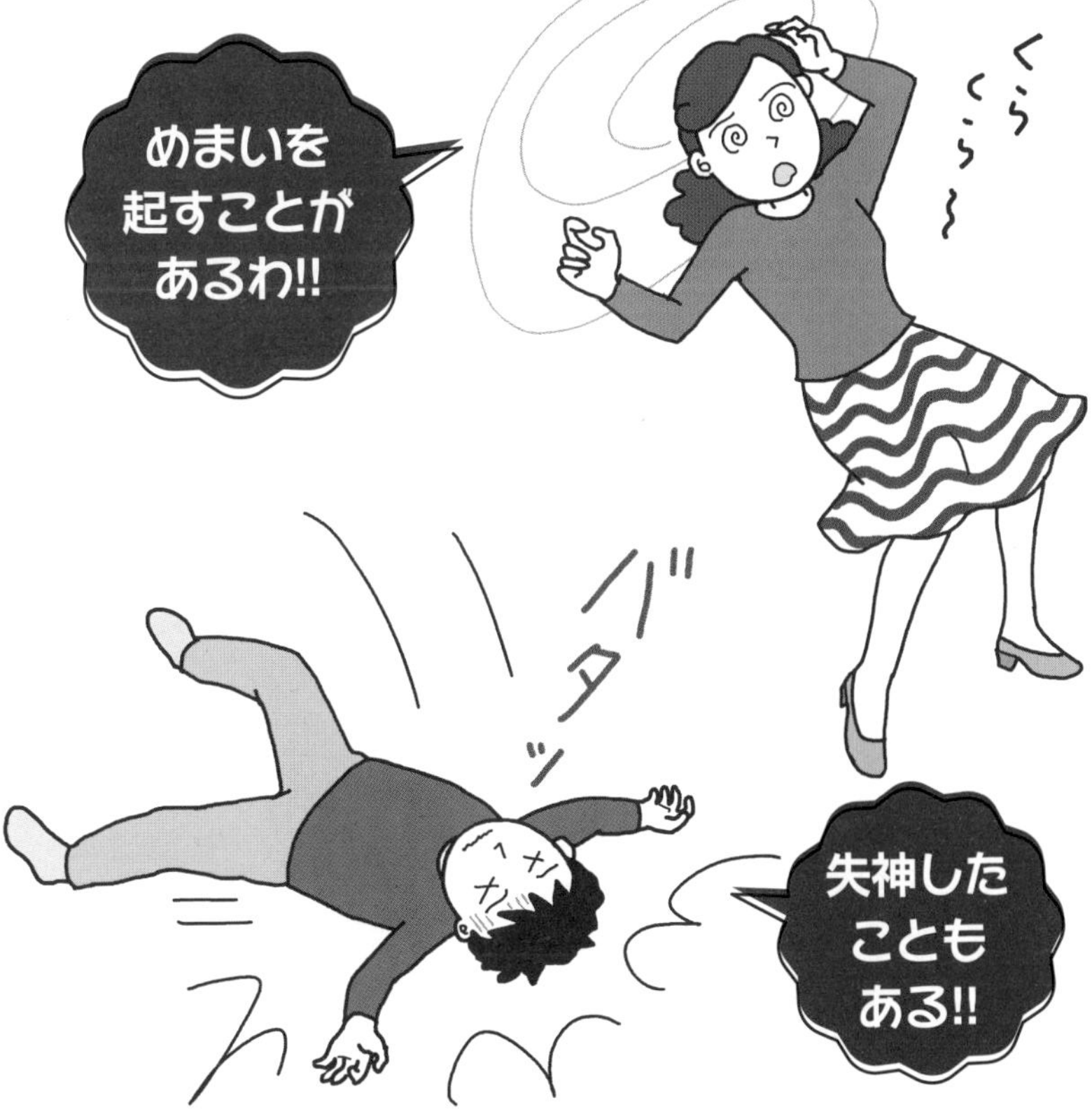
めまいを
起すことが
あるわ!!
くら
くら〜
バタッ
失神した
ことも
ある!!

ろれつが回らない

ろれつが回らなくなったり、話そうと思ってもうまく言葉が出てこないときは、脳梗塞の可能性があります。言葉がきちんと発音できなくなる「構音障害」や、話したい言葉が出てこなかったり相手の話していること理解できない「失語症」の症状が出ることもあります。ふだんふつうに話す家族などにこのような症状が見られたら、受診をすすめましょう。

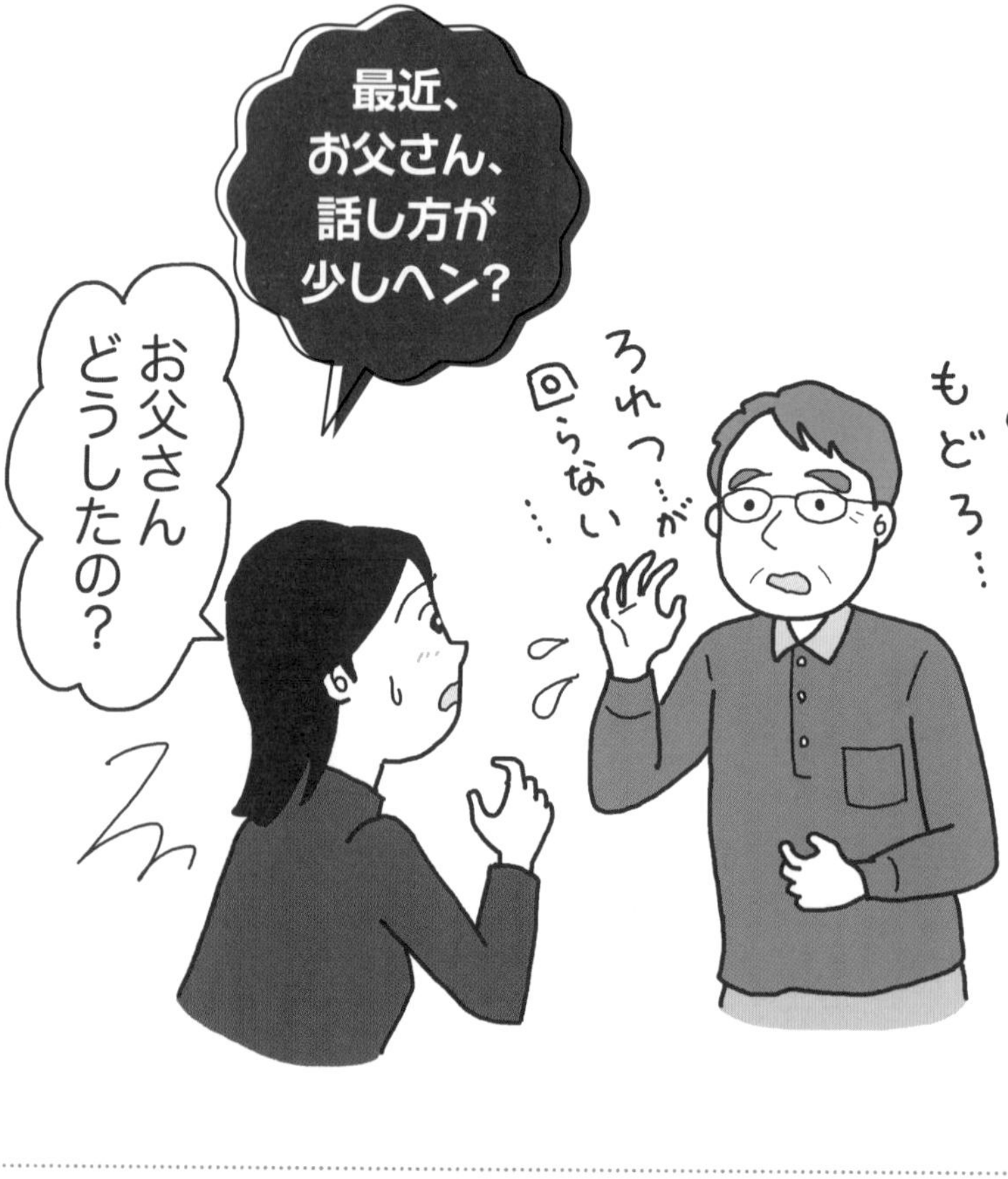

［はしを落とす］

食事中にはしを落とすなど、左右どちらかの手足にまひやしびれが現れることがあります。これは脳の血管が血栓によって一時的に詰まって起こる症状のことがあり、血栓が溶けて血流が戻ると、何事もなかったようになります。また、どちらかの手足や顔面の片側がしびれたり、感覚がまひすることもあります。一時的な症状でも脳梗塞の前触れの可能性があるので受診しましょう。

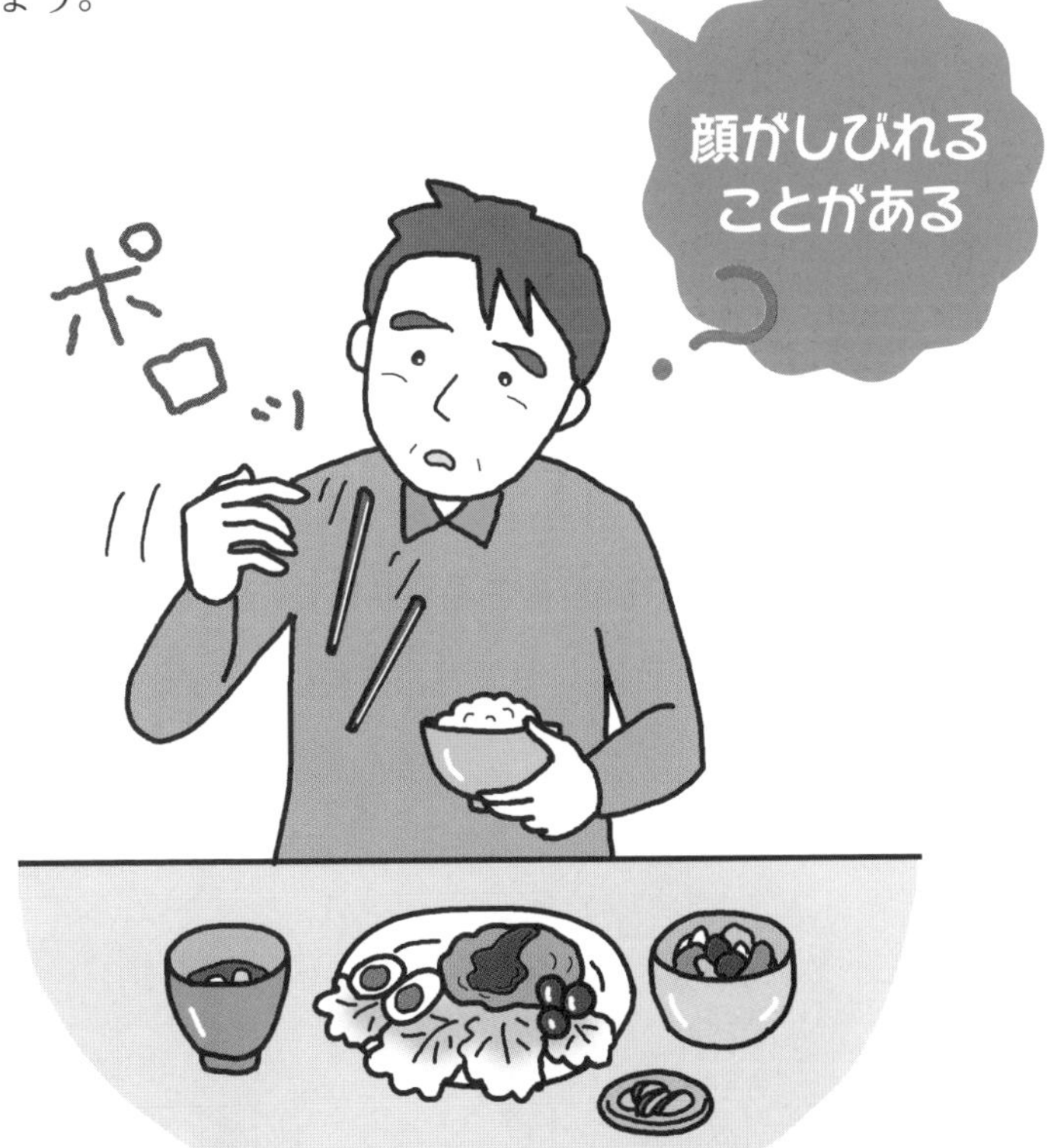

片目が見にくい

視野の一部が欠けたり、片方の目が突然見えなくなったりします。またモノが2重に見えることもあります。しばらくすると治るので、「疲れてるのかな」程度に、とくに気にかけない人もいます。また、目の病気を疑って眼科を受診する人もいるでしょう。しかし、実際は脳梗塞による視野障害・視覚障害だったというケースもあります。

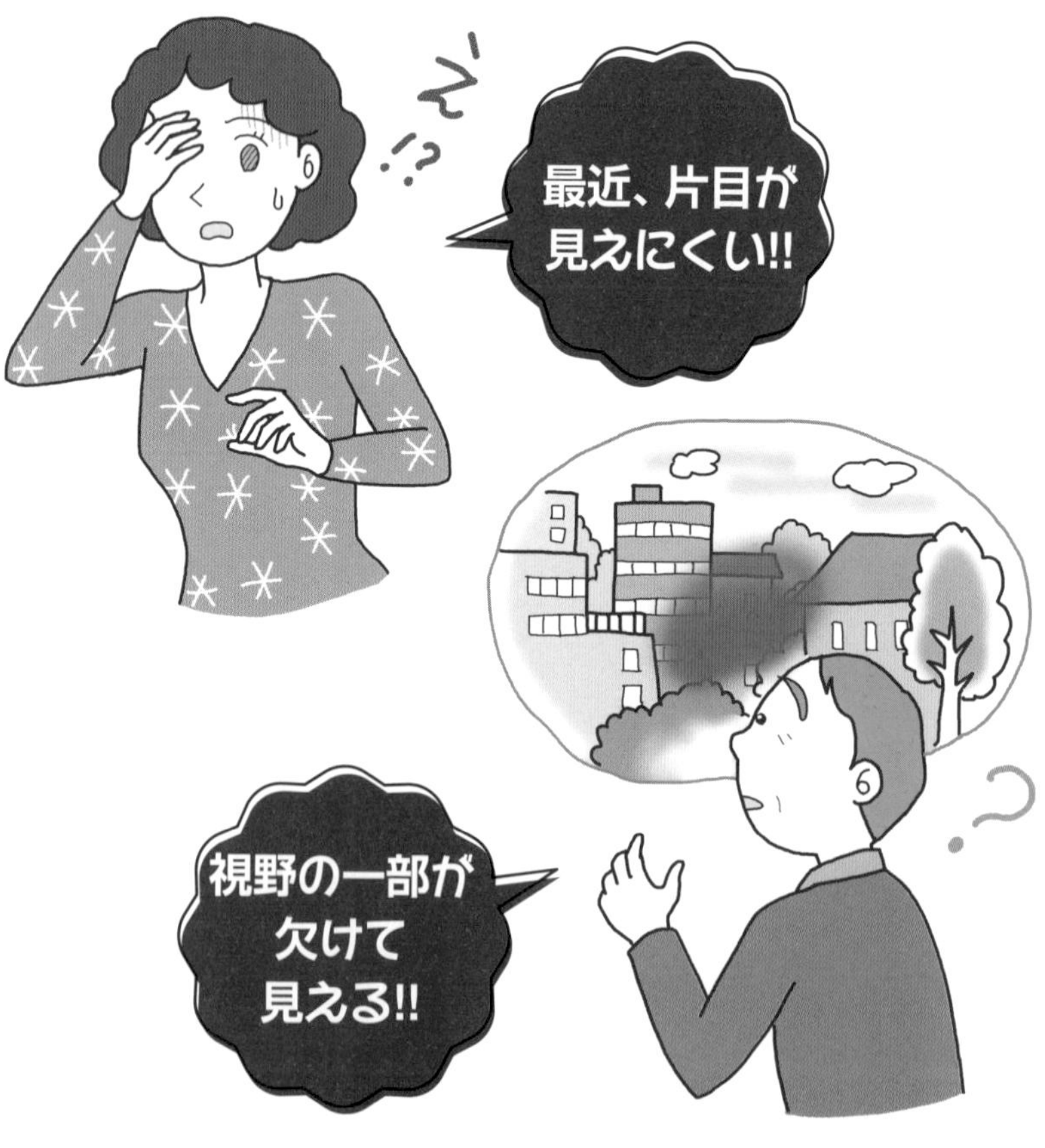

!?
最近、片目が見えにくい!!
視野の一部が欠けて見える!!

［ めまいやふらつき ］

「めまい」や「ふらつき」は、老化やストレスなど病気とは言えないことが原因でも起こりますが、多くの場合、「良性発作性頭位めまい症」や「メニエール病」などの耳性の病気が原因で起こります。耳鼻科を受診することをおすすめしますが、脳梗塞など脳の病気の可能性もあります。高齢者のめまいはとくに注意が必要です。

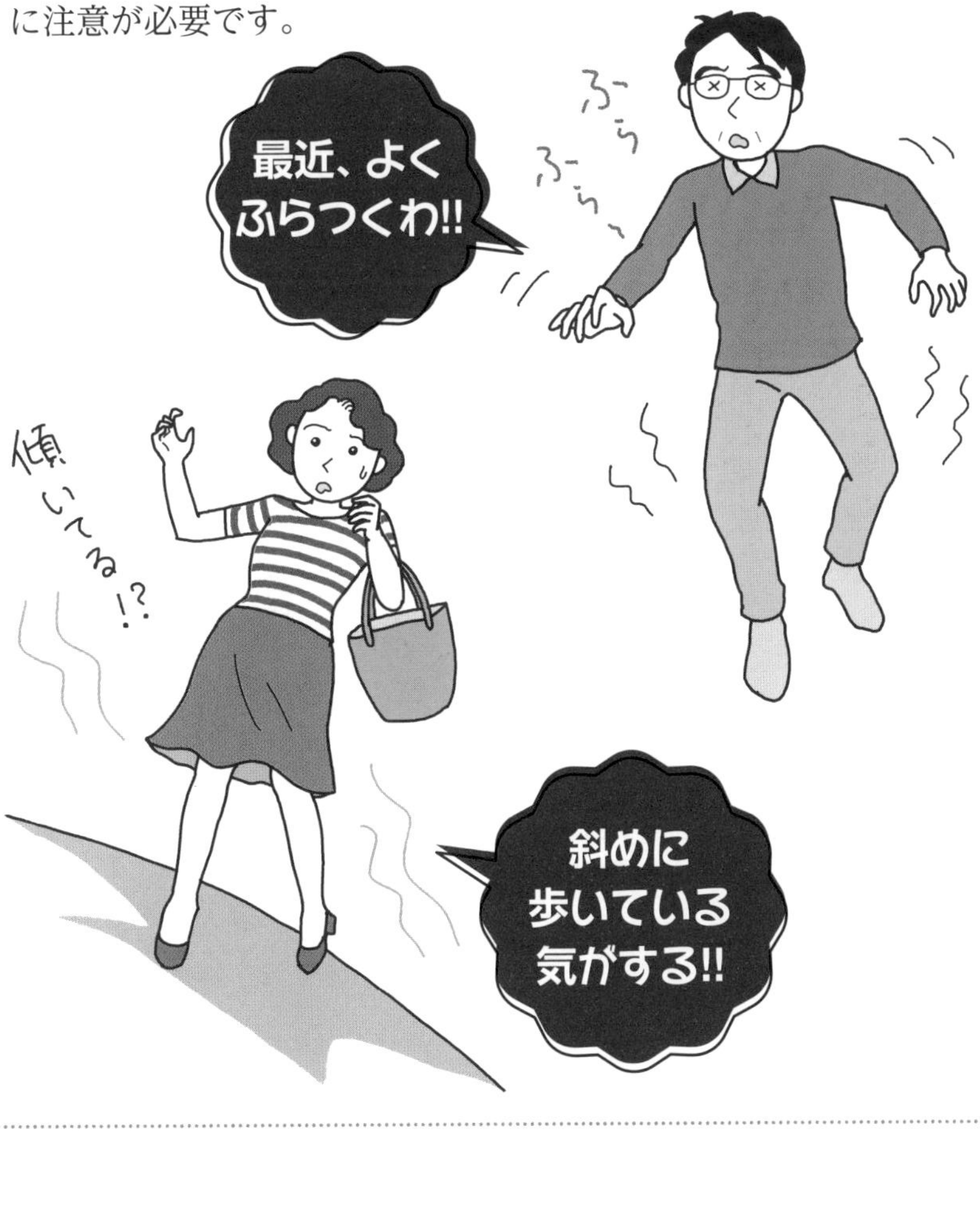
最近、よく
ふらつくわ!!
ふら
ふら
傾いてる!?
斜めに
歩いている
気がする!!

［はげしい頭痛と吐き気］

突然、後頭部にはげしい頭痛と吐き気が起こったら、くも膜下出血も疑われます。救急車などで病院に搬送され、速やかな治療を受けることが救命につながります。ただし、発症後、しばらくしたら症状がおさまることがありますが、そのまま放置したら危険です。症状がおさまっても、速やかに受診しましょう。1カ月以内に再発作が起こることが多く、突然死の危険性もあります。

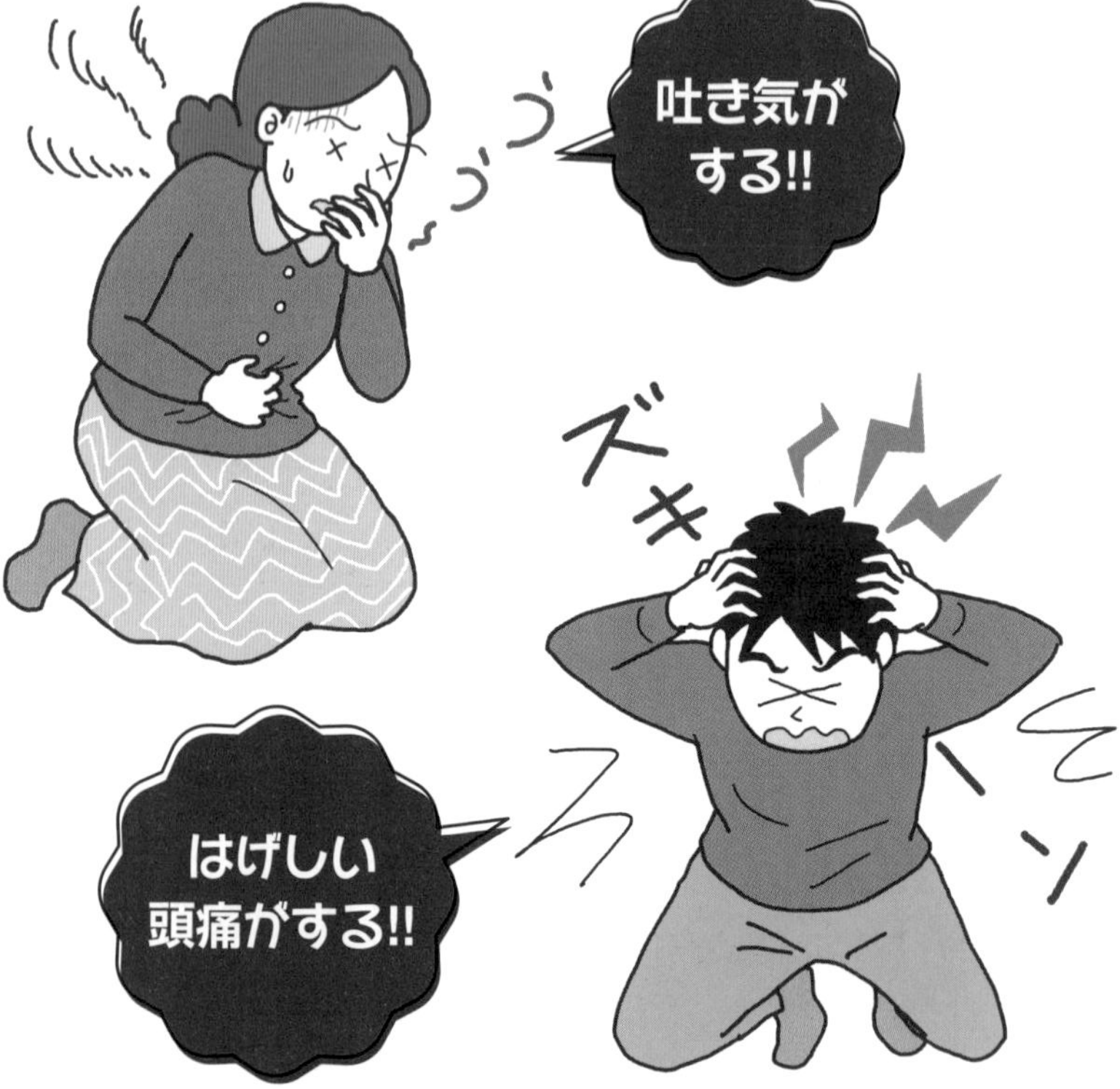
吐き気がする!!
ズキ
ズキーン
はげしい頭痛がする!!

※ここでは心臓病・脳卒中の代表的な症状を紹介しましたが、ほかにも危険な予兆はあります。日ごろから健康診断を積極的に受けたり、不調があればかかりつけ医を受診するなどして、病気の重度化を防ぎましょう。

第3章

血管に原因のある突然死と寝たきり

突然死・寝たきりの原因の多くは血管のトラブル

症状が出てから24時間以内に死亡する成人の「**突然死**」は、おもに心臓と脳の血管のトラブルによって起こります。心臓でいえば、心筋梗塞や狭心症などの病気ですが、それらは心臓に酸素や栄養を運ぶ「冠動脈」の動脈硬化によって起こります。また、大動脈瘤や大動脈解離などの大動脈疾患が、突然死の原因になります。脳の場合は、脳の血流障害によって完全に血流が止まってしまったら脳梗塞に、もろくなった血管が破れて出血すると脳出血になります。

やがて寝たきりとなる四肢のマヒの誘発する脳梗塞

また、体にマヒが出て、やがて「**寝たきり**」の状態になる人の多くは、脳梗塞や脳出血などの脳の病気が原因となっています。脳出血の1つで、くも膜下腔に出血が生じるくも膜下出血は、若い人でも突然死の原因になることがあります。

動脈と静脈のしくみと冠動脈

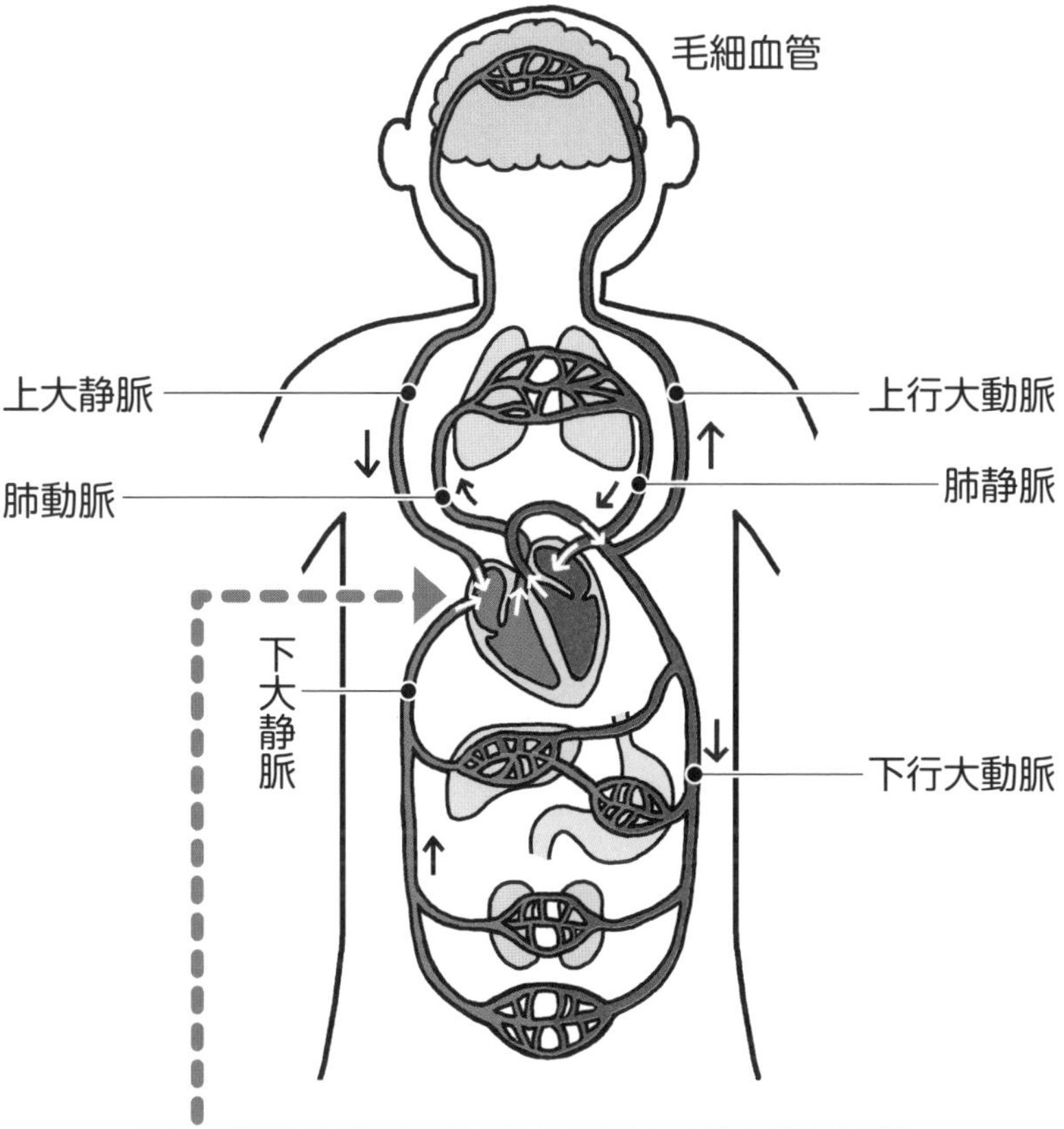

心臓の冠動脈

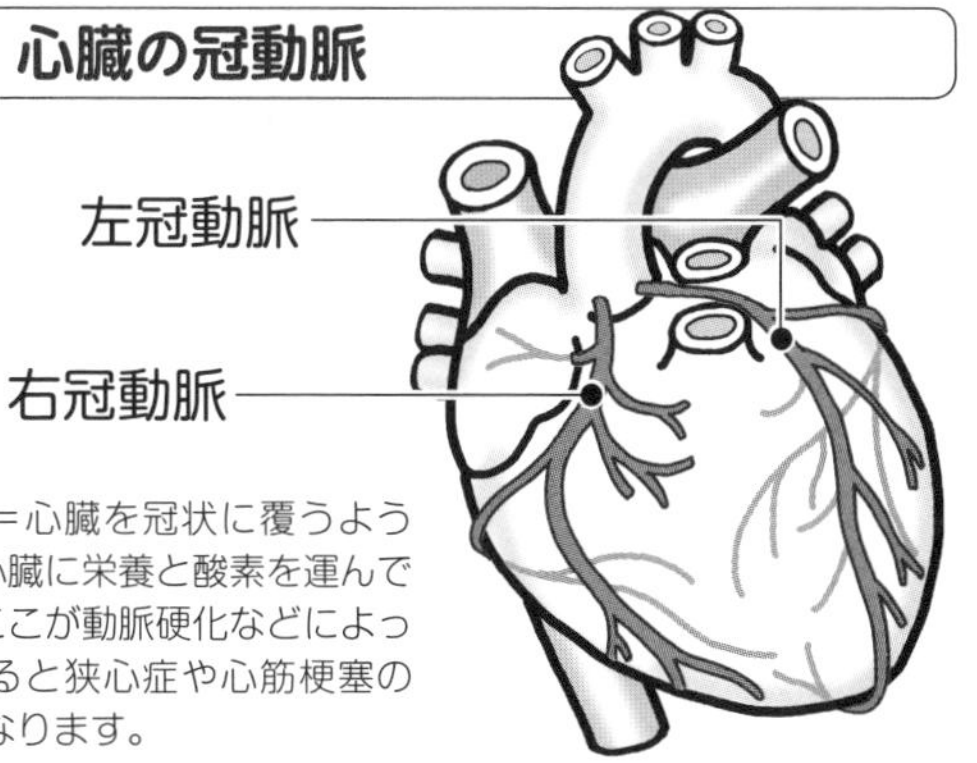

冠動脈＝心臓を冠状に覆うよう走り、心臓に栄養と酸素を運んでいる、ここが動脈硬化などによって詰まると狭心症や心筋梗塞の原因になります。

突然死と寝たきりを招く「動脈硬化」とは?

突然死や寝たきりの原因となる心臓や脳の病気は、血管が詰まったり、破れたりして起こりますが、その多くは、動脈が老化などによって起こる「**動脈硬化**《どうみゃくこうか》」が原因です。

動脈は、体のすみずみまで酸素や栄養を運ぶ重要な役割を果たしている血管ですが、この動脈が老化などによって弾力性を失い、さまざまな物質が血管壁内に沈殿し、血管が細くなります。その結果、血液の流れが滞り、この状態を動脈硬化といいます。

突然死や寝たきりの原因となる「動脈硬化」

動脈が詰まったり破れたりして、栄養や酸素が心臓や脳に運ばれずに、心臓や脳の病気を引き起こします。ある場合は突然死を生じさせ、突然死を免れても、脳動脈の梗塞の場合は重篤な後遺症を残し、四肢のマヒや意識障害から寝たきり状態になってしまうケースもあります。

脳の動脈硬化

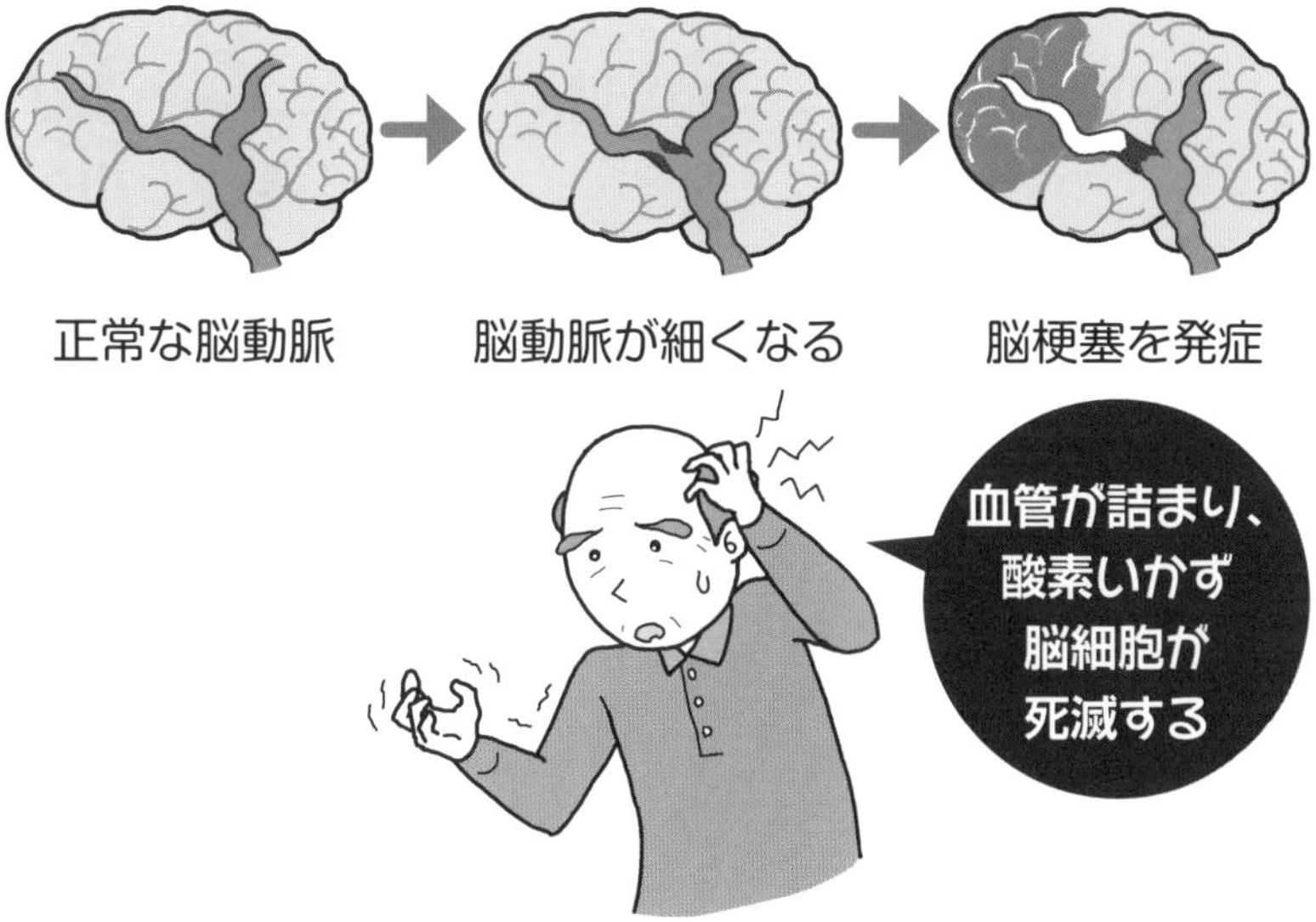

心臓の動脈硬化

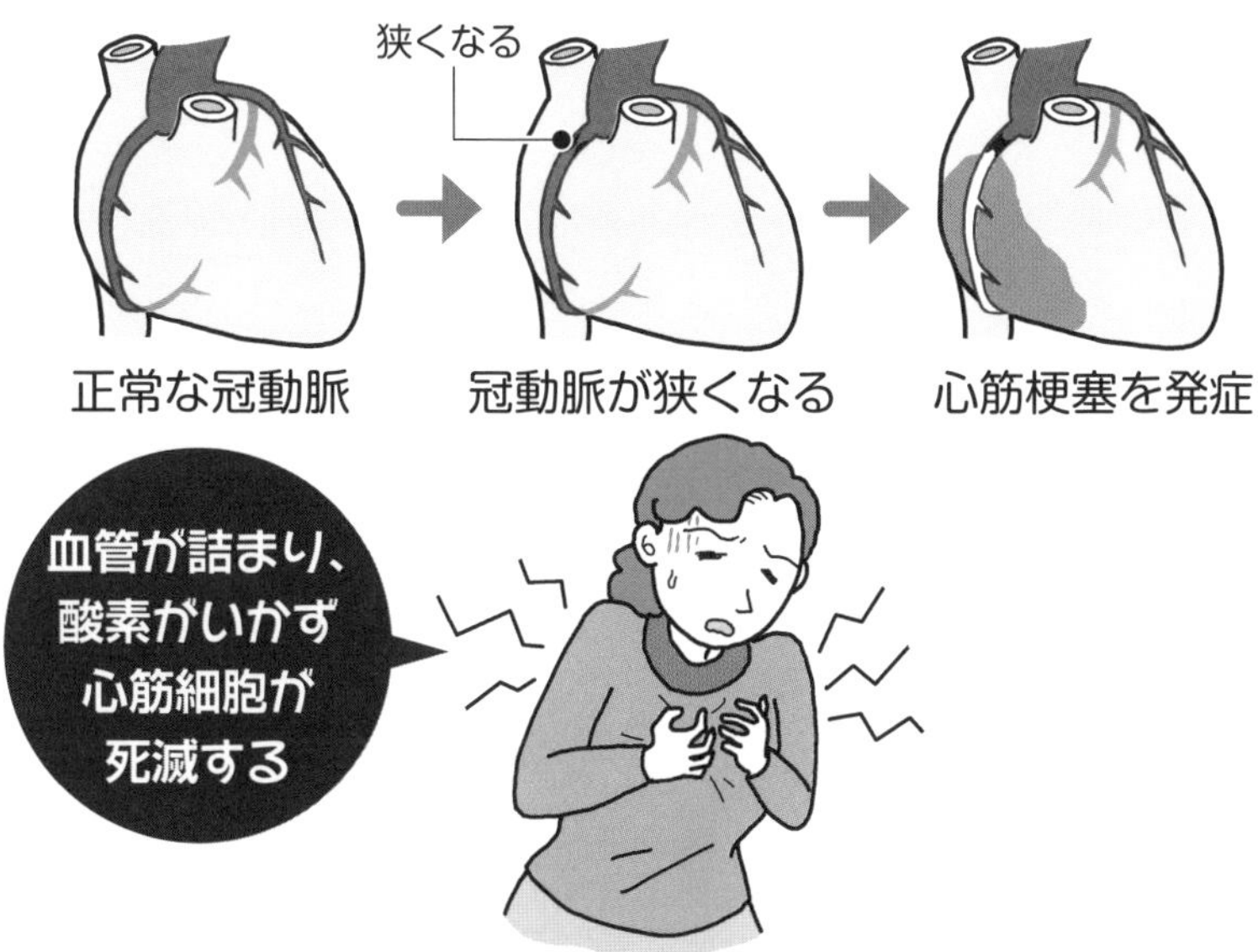

動脈硬化はどのようにして起こるか？

動脈硬化は老化によって血管の壁が硬くなり、もろくなって起こりますが、加齢以外にも、血液中の「**LDLコレステロール（悪玉）**」が原因で起こります。血液中の余分なＬＤＬコレステロールは血管の壁に入り込む性質があり、コレステロールが蓄積すると血管の壁がどんどん厚くなり弾力性を失います。やがてプラークという組織をつくりコブができます。その結果、内側が狭くなった血管は、血液が流れにくくなり、動脈がはたらきにくくなる動脈硬化を生じさせます。

「プラーク」が動脈硬化の原因になる

さらに、血管に入り込もうとするＬＤＬコレステロールを排除しようと白血球が集まります。それらの白血球はＬＤＬコレステロールを食べたあとに死に、残骸や残ったコレステロールがプラークをつくり、破れて血栓となったりして血管が詰まる重篤な病気を引き起こします。

血管とプラーク

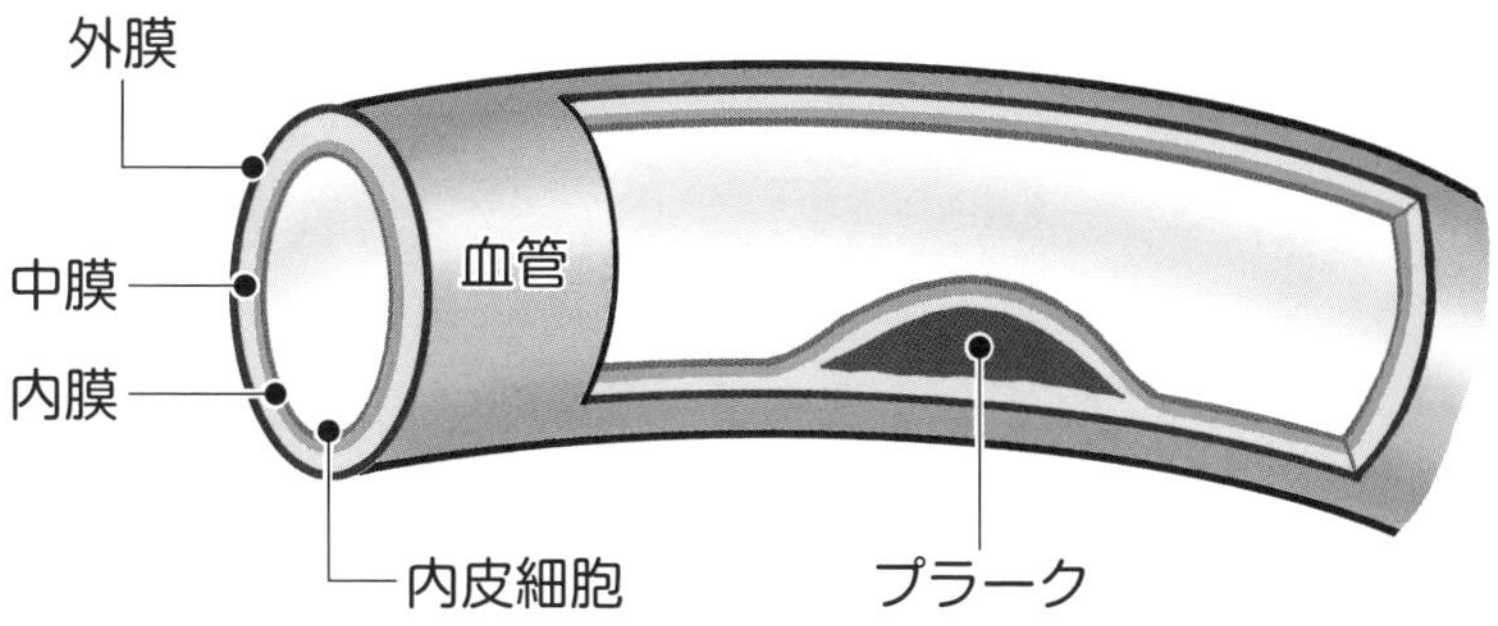

動脈硬化が起こるしくみ

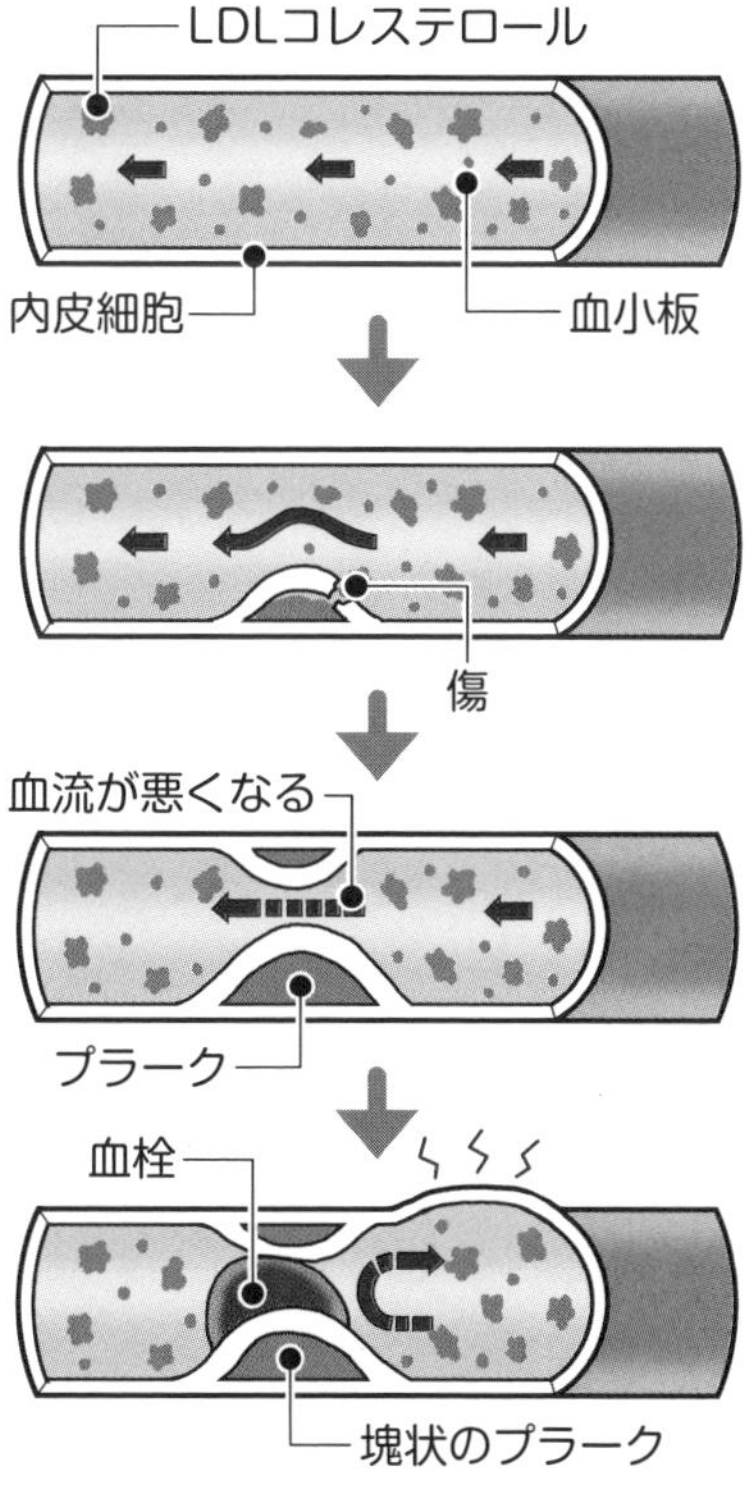

①血液中の余分なLDL（悪玉）コレステロールが血管壁に吸収されやすい

②LDLコレステロールなどによって内皮細胞が傷つく

③LDLコレステロールを排除しようと集まった白血球とLDLコレステロールが傷内に入り込みプラーク（粥腫）をつくる

④プラークが破れると血栓ができ、血管を狭め、血流を止めたりする

動脈硬化が引き起こす心臓の病気

動脈硬化は自覚がないままに進行し、さまざまな重篤な病気を引き起こしますが、突然死につながりやすいのは心臓に起こる病気です。心臓は全身に血液を送りだすポンプの役割をしていますが、この心臓の表面を覆うように走っているのが「冠動脈《かんどうみゃく》」という太い動脈です。冠動脈は心臓の筋肉に酸素や栄養を供給している血管です。

冠動脈が細くなったり詰まったりすると突然死を招きかねない

この重要な冠動脈が動脈硬化によって血管の内側が細くなったり（狭窄《きょうさく》）、詰まったり（閉塞《へいそく》）すると心臓の筋肉に十分な血液が行き渡らなくなり、心臓は酸素不足になります。この状態を「心筋虚血《しんきんきょけつ》」といい、虚血によって起こる心臓の病気を「虚血性心疾患」といいます。代表的な病気が「**狭心症**」と、冠動脈が完全に詰まり突然死も招きかねない「**心筋梗塞《しんきんこうそく》**」です。

……… 狭心症の2つのタイプ ………

①労作狭心症

動脈硬化が原因で起こる

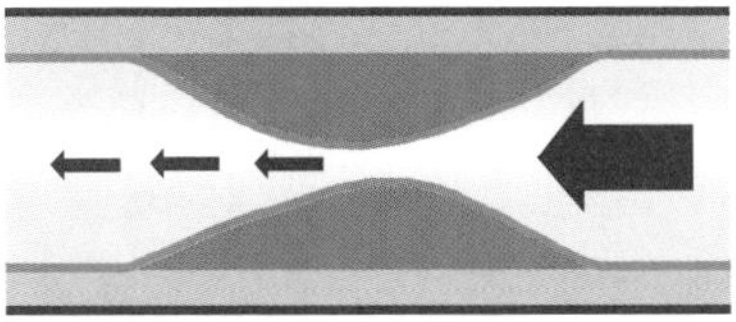

動脈硬化によって冠動脈内が狭くなって起こる

②冠れん縮狭心症

血管のけいれんによって起こる

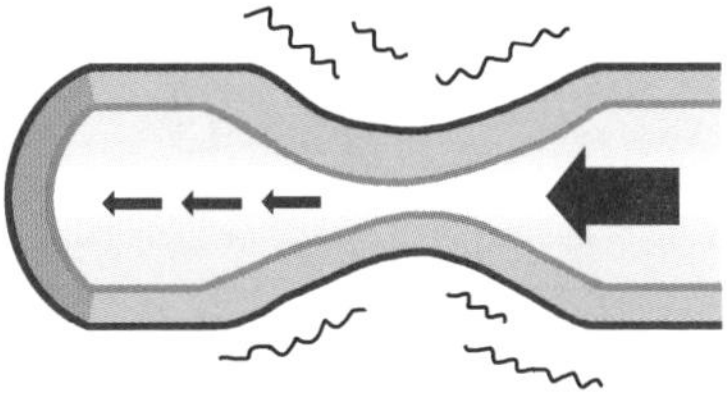

冠動脈内のけいれんが原因で一時的に血管内が狭くなって起こる

……… 心筋梗塞が起こるしくみ ………

①プラークが冠動脈にできる

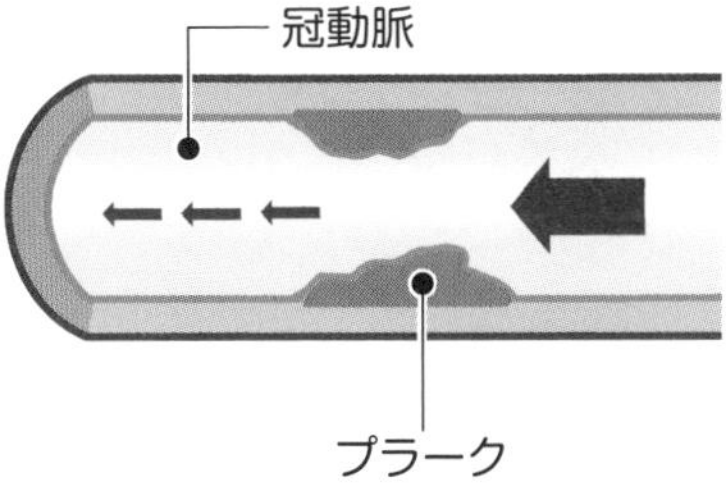

②血栓が冠動脈を塞ぐ

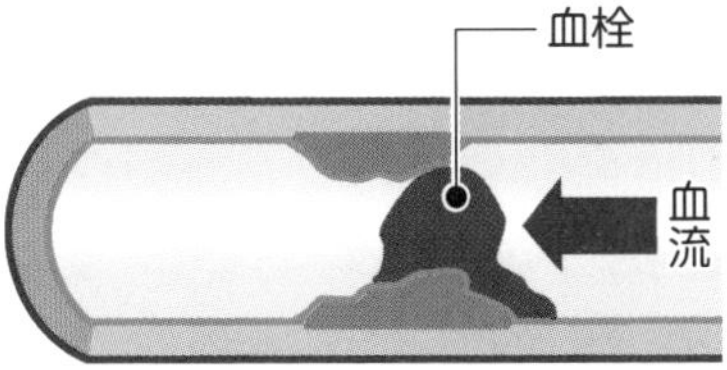

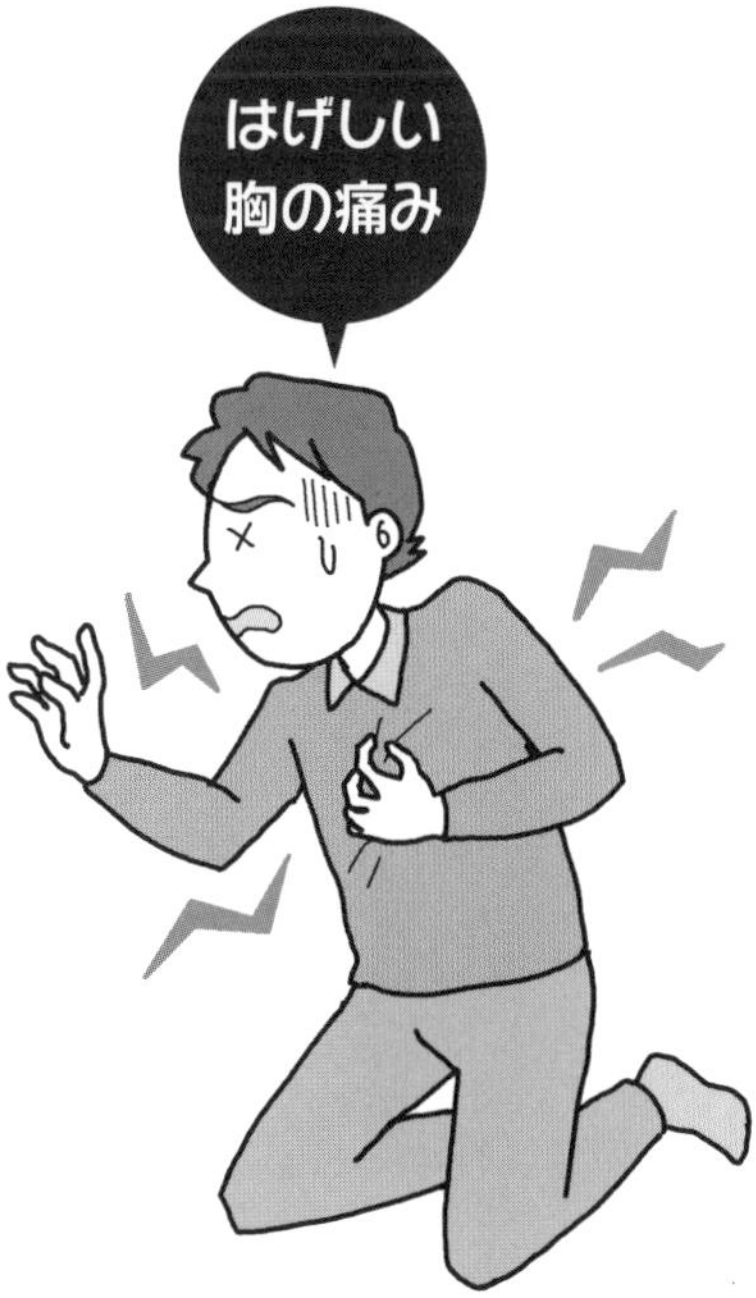

動脈硬化が引き起こす脳の病気

動脈硬化は脳でも重篤な病気を引き起こします。よく耳にする「脳卒中」は、脳の血管が詰まったり破れたりして起こる病気の総称で、脳の血管が詰まって起こる「**脳梗塞**《のうこうそく》」、脳の血管が破れて出血する「**脳出血**」や「**くも膜下出血**」があります。いずれも突然死のリスクのある病気ですが、とくに脳梗塞は動脈硬化と関係が深い病気です。

突然死は避けることができても、後遺症によって要介護状態になることもある

脳内で動脈硬化が起こり血管が詰まると、脳の組織に酸素や栄養が行き届かず神経細胞が死んでしまいます。これが脳梗塞です。脳梗塞は突然死のリスクがあるだけでなく、身体に障害を残し寝たきりになる心配もある病気ですが、最近は倒れたとき早く適切な治療を受ければ、重篤な後遺症を防げることも多いので、すぐに救急車を呼ぶことが大切です。

脳卒中の種類

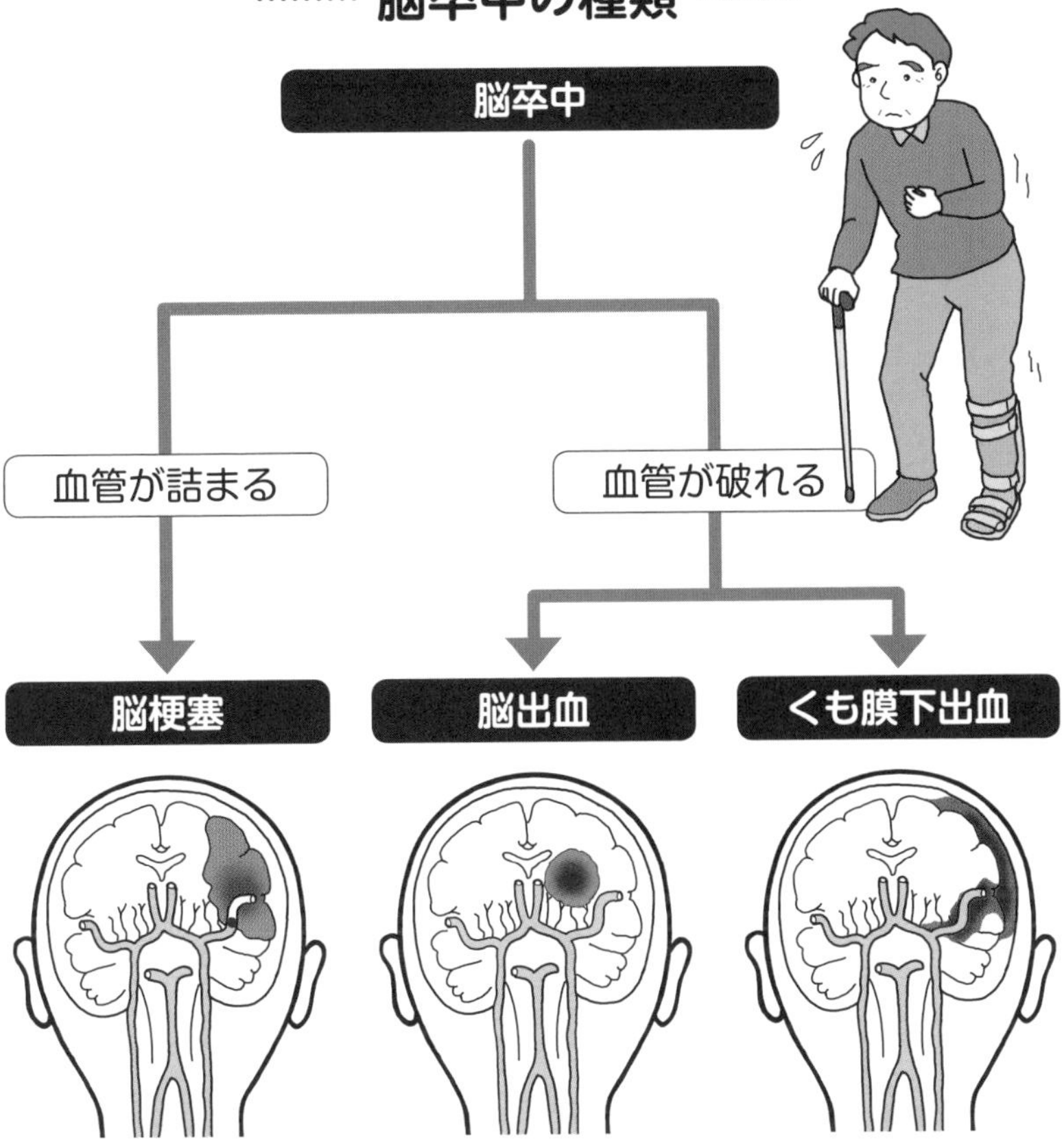

脳梗塞

脳の血管が詰まり血流が滞り脳の細胞が死ぬことも

↓

突然死のリスク

突然死は防げても

↓

後遺症による寝たきりのリスク

脳出血

出血した血液が固まって血腫となり脳を圧迫

↓

突然死のリスク

突然死は防げても

↓

後遺症による寝たきりのリスク

(一般的に脳梗塞よりリハビリがうまくいく)

くも膜下出血

くも膜下にある脳動脈が破れて出血する

↓

突然死のリスク

後遺症のリスクを残すことがある

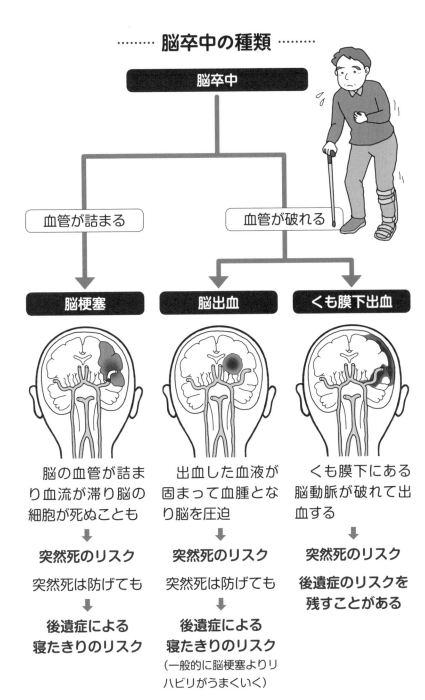

動脈硬化が引き起こす大動脈の病気

動脈硬化は心臓や脳以外でも重篤な病気を引き起こします。その1つが大動脈の病気です。大動脈は直径3㎝もある太い血管で、心臓から全身に血液を送る役割を果たしています。この大動脈の壁に動脈硬化が起こり、コブのようになった状態を「**大動脈瘤**《だいどうみゃくりゅう》」といいます。こぶが徐々に大きくなり、ついには破裂して大出血を起こし死亡する危険があります。自覚がないまま、ある日突然、破裂する（**大動脈瘤破裂**）こともあり、突然死に多い病気です。

大動脈で起こる「大動脈解離」も危険な病気

大動脈瘤は血管にコブができる病気ですが、大動脈の内膜に亀裂ができ、中膜が2層に引き裂かれそのすき間に血液が流れ混んだ状態を「**大動脈解離**」といいます。胸や背中に激痛が走り、死にいたる危険な病気です。動脈硬化の原因のなかでも高血圧と関係が深い病気といわれています。

大動脈瘤のリスク

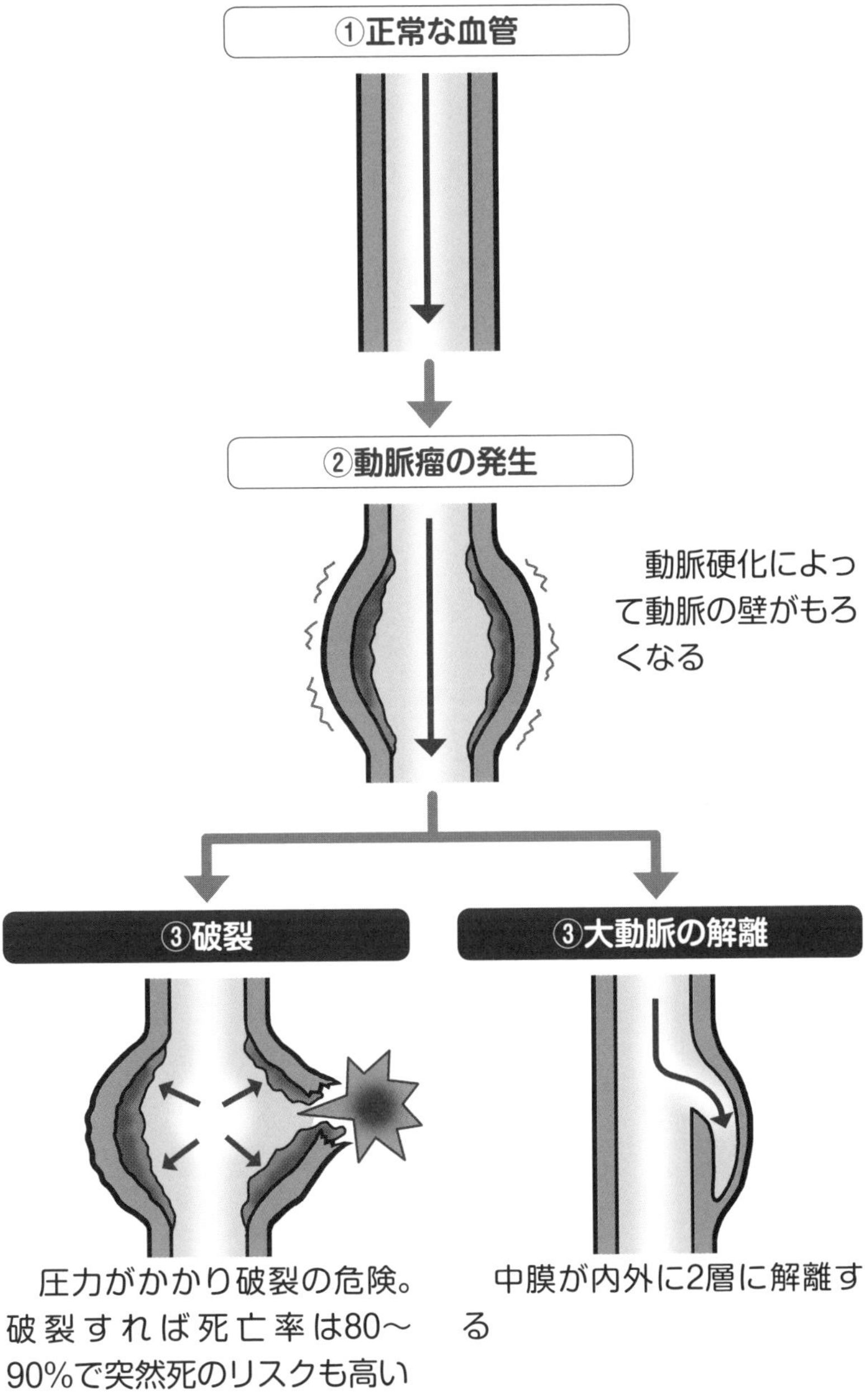
①正常な血管
②動脈瘤の発生
動脈硬化によって動脈の壁がもろくなる
③破裂
③大動脈の解離
圧力がかかり破裂の危険。破裂すれば死亡率は80〜90%で突然死のリスクも高い
中膜が内外に2層に解離する

動脈硬化は悪い生活習慣が引き起こす

突然死を招く動脈硬化などによる血管の劣化のおもな原因は、「高血圧」「糖尿病」「脂質異常症」「肥満」などの**生活習慣病**です。これらは中高年になってからかかりやすい病気というイメージがありますが、最近では30代など若い世代でも心筋梗塞や脳卒中を発症し、突然死を起こしてしまう人も少なくありません。

過労による心身のストレスや食生活の乱れも血管にダメージを与える

それらは高血圧などの基礎疾患だけでなく、過労などによる心身のストレスが関係しています。働き盛りの年齢の人が突然亡くなったりするのは、このケースです。このほかにも、過食や偏食などの食生活の乱れや運動不足、喫煙習慣なども悪い影響を与えます。また、睡眠不足などが重なると自律神経が乱れ血管への負担が大きくなります。

こんな生活は血管を痛めつける

寝不足が続く生活

睡眠は血管の活動を休める時間なので、寝不足が続くと血管が休めません

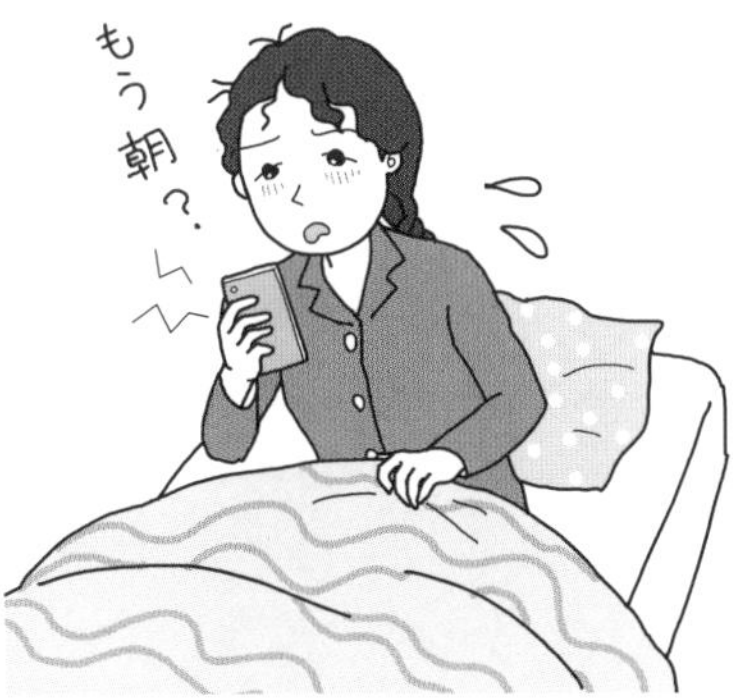

ストレスの多い生活

ストレスは血管を収縮させ血流を悪くします。高血圧や高血糖を促す要因になります

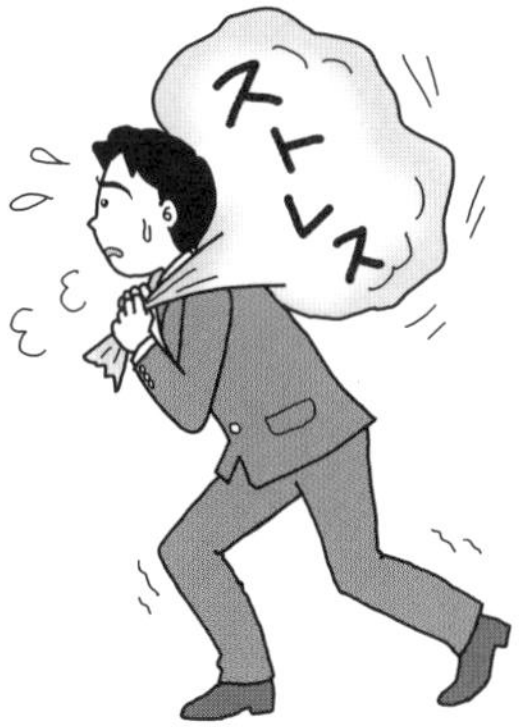

運動不足や運動のしすぎる生活

運動不足は生活習慣病を促し、運動のやりすぎも血管の負担を高めます

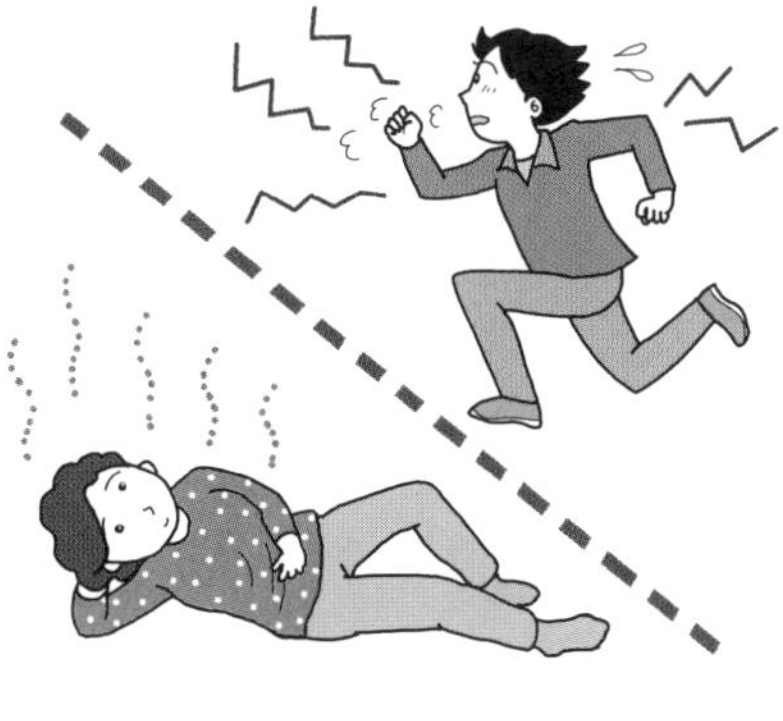

過食や不定期な食生活

食生活が乱れると、糖尿病などを誘発し動脈硬化の原因になるので要注意

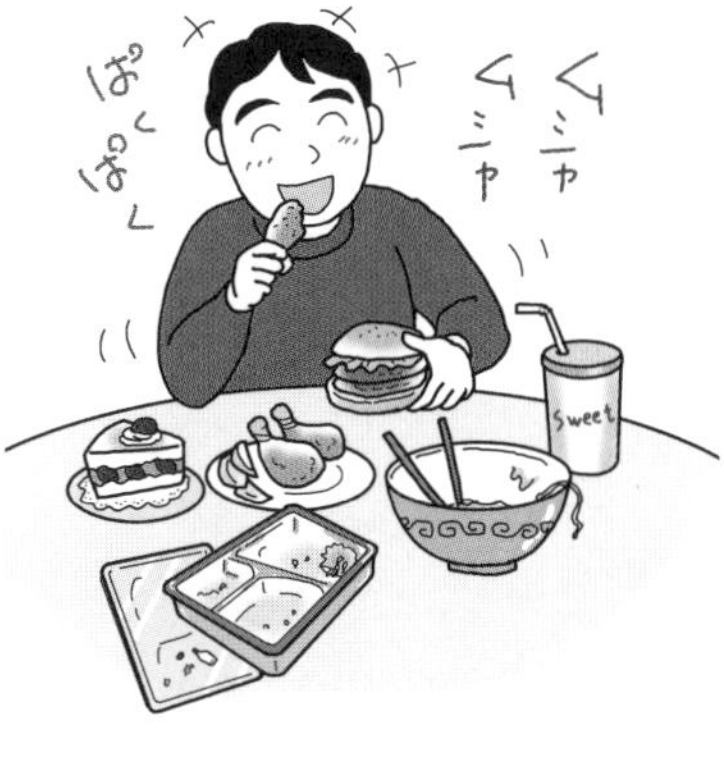

心臓病・脳卒中の危険因子となる死の四重奏《カルテット》

かたよった食事や運動不足・喫煙・過度の飲酒・ストレスなどの生活習慣が深く関与し、発症の原因となっている病気を「生活習慣病」といいます。なかでも、「高血圧」「糖尿病」「脂質異常症」「肥満」は、心臓や脳の病気を引き起こす危険因子として知られ、**「死の四重奏」**と呼ばれます。また、これに「喫煙」を加え、**「死の五重奏」**とされることもあります。

「死の四重奏」は合併しやすく、合併すると動脈硬化を促進する

これらの生活習慣病は1つ1つでも危険な病気ですが、互いに合併しやすく、合併することで動脈硬化を促進するという特徴があります。こうした考えから、動脈硬化の危険因子をメタボリック症候群《シンドローム》として実臨床では語られるようになりました。生習慣病の予防は1つに限定することなく、喫煙を加えた死の五重奏の予防を意識することが大切です。

……… 動脈硬化の原因となる「死の四重奏」 ………

高血圧性疾患

993.7万人

(男性=431.3万人・女性=564.3万人)

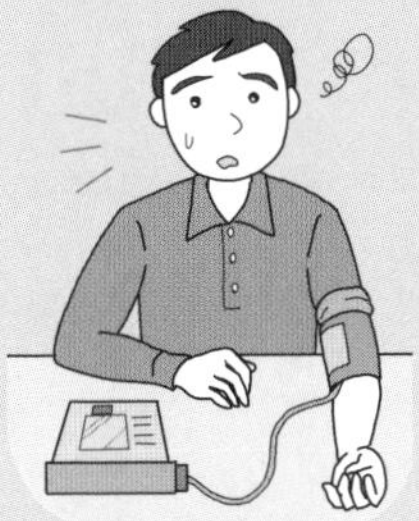

糖尿病

328.9万人

(男性=184.8万人・女性=144.2万人)

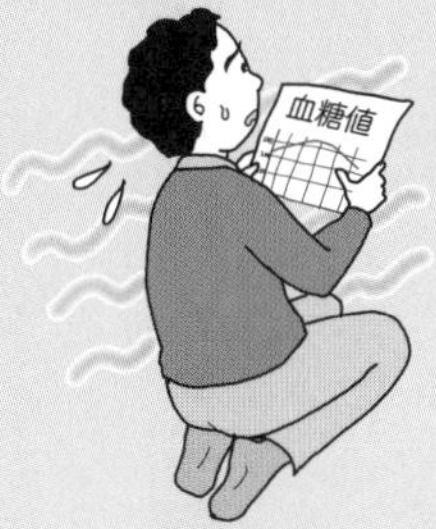

脂質異常症

220.5万人

(男性=63.9万人・女性=156.5万人)

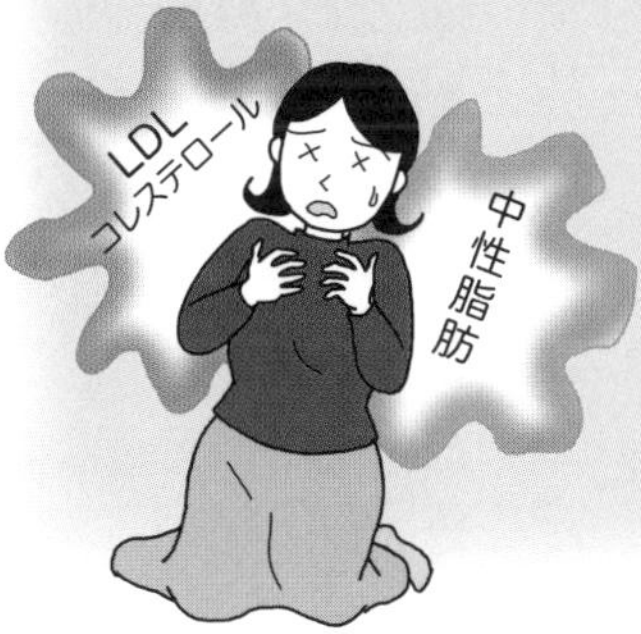

肥満

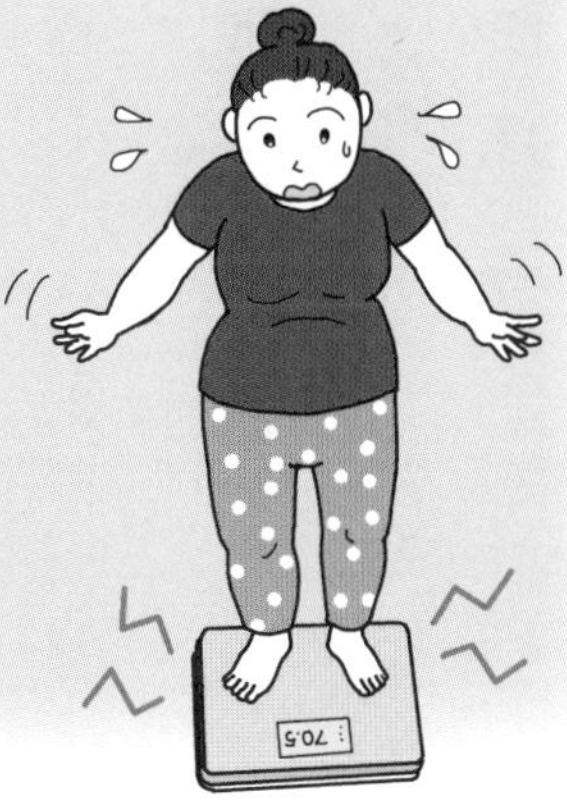

＋

喫煙

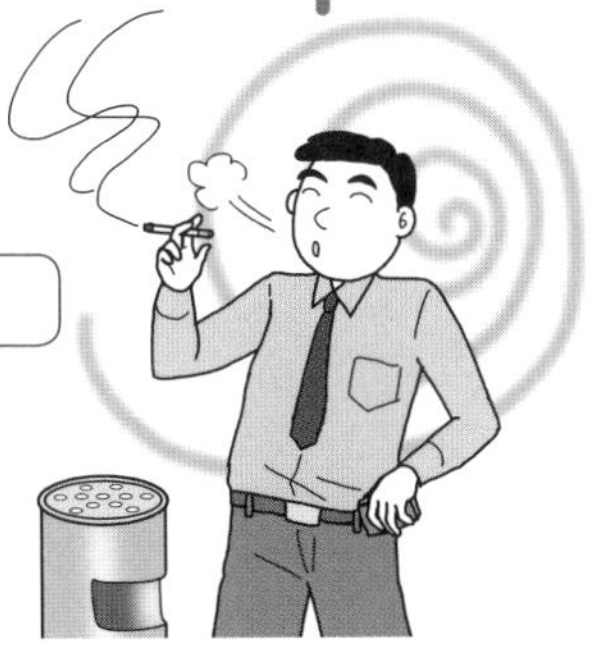

※厚生労働省「2017年患者調査の概況」より

血管の負担を大きくする「高血圧」に注意して

高血圧は、循環器の病気のなかでも最も多い病気で、日本の総患者数が1000万人を超える病気です。高血圧は血圧の値のうち、上の血圧（収縮期血圧）が140mmHg以上、または下の血圧（拡張期血圧）が90mmHg以上の場合、あるいはその両方を満たす場合に診断されます。緊張の強い人は、家では収縮期圧が「120」程度でも診察室では「180」を超えることがしばしば見られます。必ず家庭血圧を測定して、診察の際は記録を持参しましょう。

高血圧状態が続くと血管が硬く狭くなる

高血圧の状態が続くと脳卒中や心臓病、腎臓病などの重篤な病気になる危険性が高まります。さらに高血圧が怖ろしいのは、高血圧が続くと血管が硬く狭くなる動脈硬化を生じさせ、硬く狭くなった血管によって、血圧が上昇するという悪循環に陥り、やがて突然死に至ることです。

高血圧と動脈硬化の悪循環

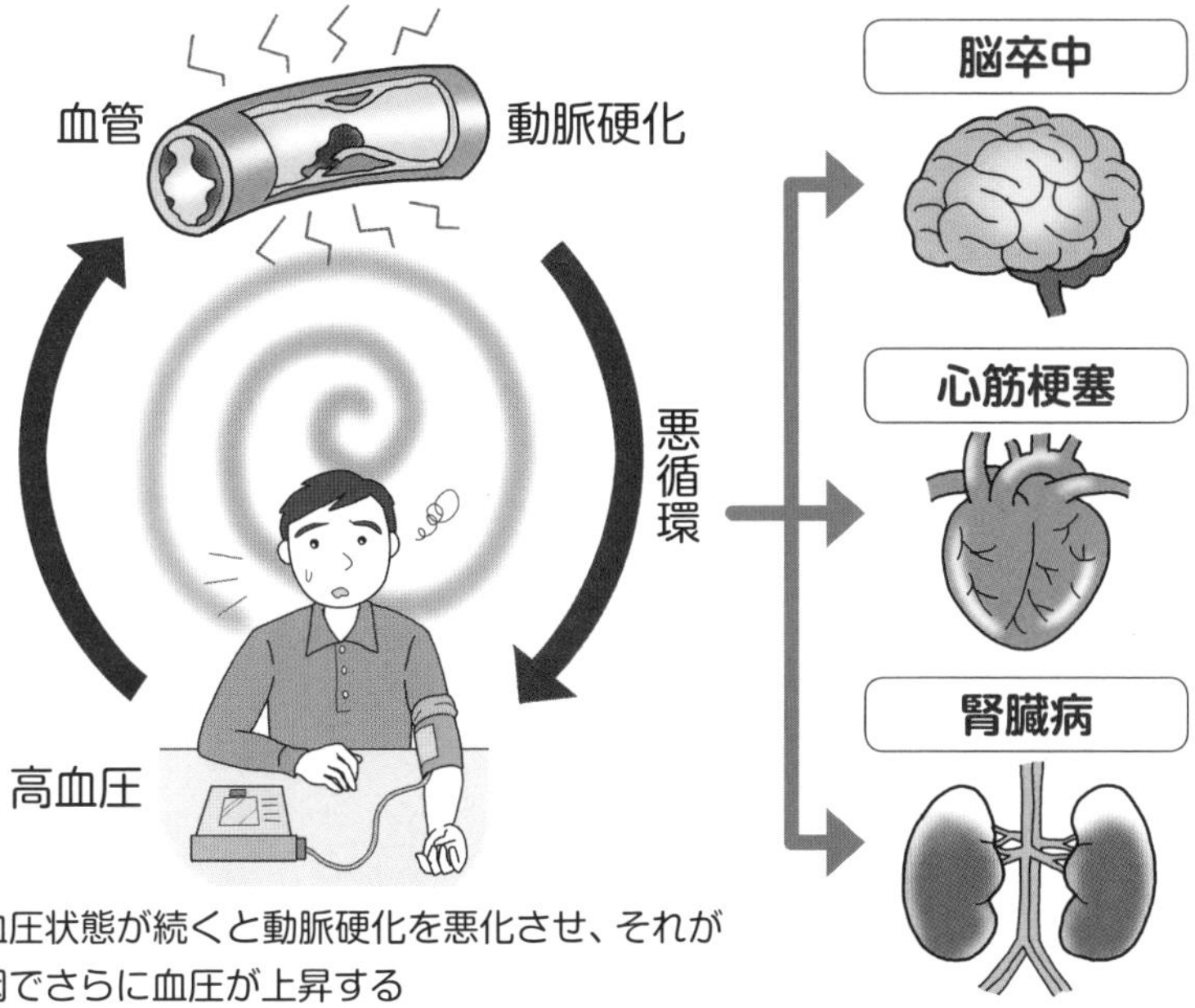

高血圧状態が続くと動脈硬化を悪化させ、それが原因でさらに血圧が上昇する

成人における血圧値の分類（mmHg）

分類	診察室血圧			家庭内血圧		
	収縮期血圧（最高血圧）		拡張期血圧（最低血圧）	収縮期血圧（最高血圧）		拡張期血圧（最低血圧）
正常血圧	<120	かつ	<80	<115	かつ	<75
正常高値血圧	120～129	かつ	<80	115～124	かつ	<75
高値血圧	130～139	かつ／または	80～89	125～134	かつ／または	75～84
Ⅰ度高血圧	140～159	かつ／または	90～99	135～144	かつ／または	85～89
Ⅱ度高血圧	160～179	かつ／または	100～109	145～159	かつ／または	90～99
Ⅲ度高血圧	≧180	かつ／または	≧110	≧160	かつ／または	≧100
（孤立性）収縮期高血圧	≧140	かつ	<90	≧135	かつ	<85

※赤アミ部分が一般的にいう高血圧（日本高血圧学会「高血圧治療ガイドライン2019」より）

動脈硬化を加速させる「糖尿病」

糖尿病は、すい臓から分泌されるインスリンというホルモンの働きが悪くなったり、分泌が低下していることで、血液中に含まれるブドウ糖の量が多くなりすぎ、細い血管に影響を与え、網膜や腎臓、末梢神経などに合併症を生じさせます。

動脈硬化を加速させ、さまざまな合併を引き起こす

糖尿病の怖ろしいのは、末梢の細い血管だけでなく太い動脈にも悪影響を与えることです。高血糖の状態は、血管が本来もっている動脈硬化を防ごうとするはたらきを弱めてしまいます。また、糖尿病があると高血圧や脂質異常症を合併しやすく、動脈硬化がより加速しやすくなります。糖尿病のある人は、そうでない人に比べて動脈硬化が10～20年早く進むといわれています。動脈硬化が加速することで、突然死を招く脳卒中や心臓の病気にかかるリスクが高まります。

糖尿病の自覚症状

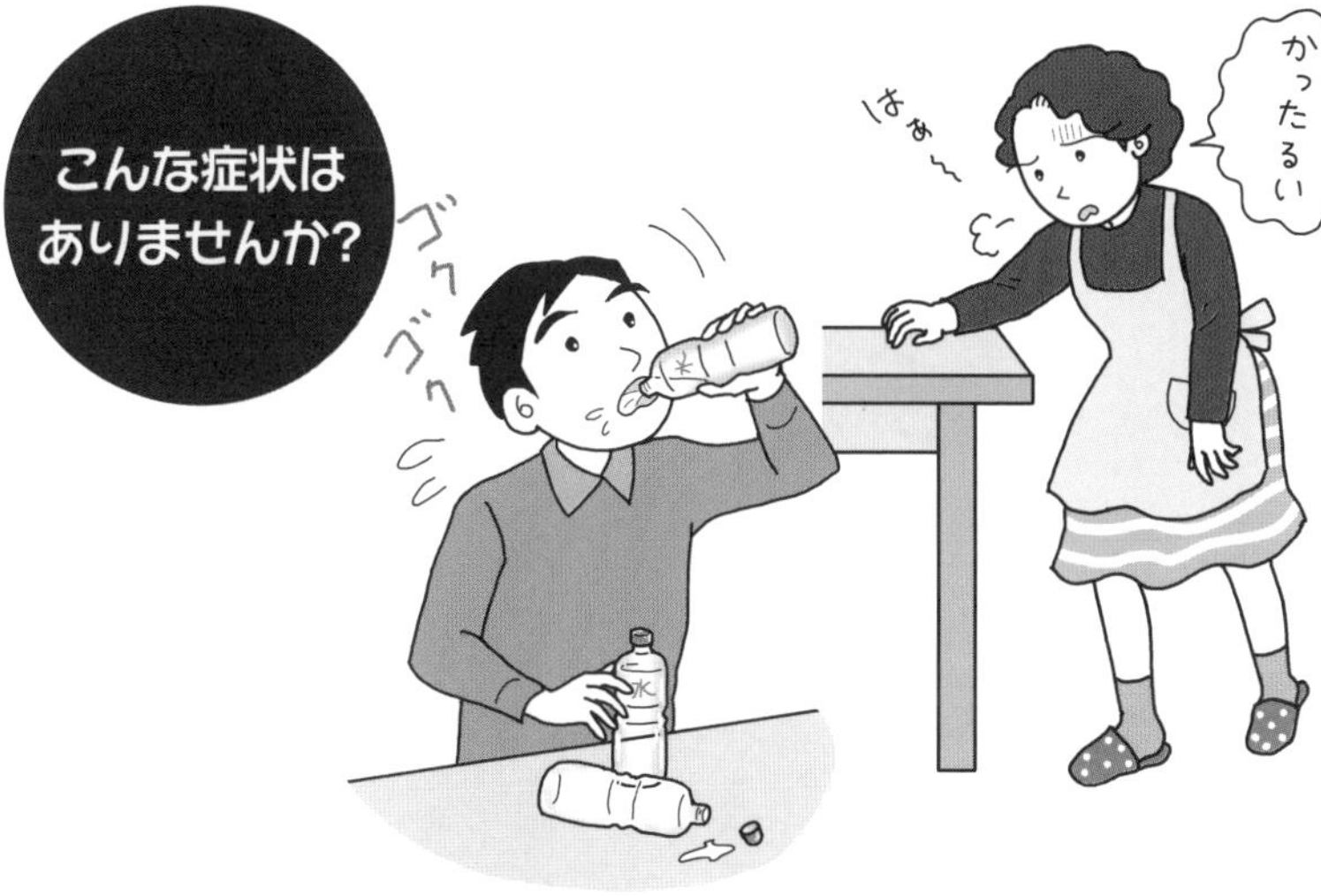
こんな症状は
ありませんか?
ゴクゴク
はぁ〜
かったるい

尿の量が多くなる

糖が尿に出るとき水分もいっしょに出るので尿の量も多くなる

のどが渇く

尿が多く出るので脱水症状から、のどが渇き水分がほしくなる

体重が減る

糖が尿として出るとき、タンパク質や脂肪をエネルギーとするので体重が落ちる

疲れやすくなる

エネルギー不足と体重減少により疲れやすくなり、だるさを感じる

糖尿病の診断基準（代表的な診断）

空腹時血糖値 126mg/dl以上	＋	HbA1c 6.5%以上

※HbA1c（ヘモグロビンエーワンシー）＝過去1〜2カ月の血糖を反映する指標。

血液をどろどろにする「脂質異常症」

脂質異常症とは、コレステロールや中性脂肪など血液中の脂質が異常に増えてしまった状態をいいます。かつては「高脂血症」と呼ばれていました。コレステロールは悪玉と呼ばれる「LDLコレステロール」と善玉と呼ばれる「HDLコレステロール」があり、血液をどろどろにして動脈硬化を進めさせるのが悪玉コレステロールです。

悪玉コレステロールが動脈硬化の元凶

悪玉コレステロールは血管の壁に入り込むという危険な性質をもっています。コレステロールが蓄積すると血管の壁がどんどん厚くなり、弾力性を失います。放っておくとプラーク（血管のコブ）ができ、大きくなり血管の内側を狭くします。そうなると血液が流れにくくなり、やがて心臓や脳に血液が流れなくなり心筋梗塞や脳卒中を生じさせます。

善玉・悪玉コレステロールの役割

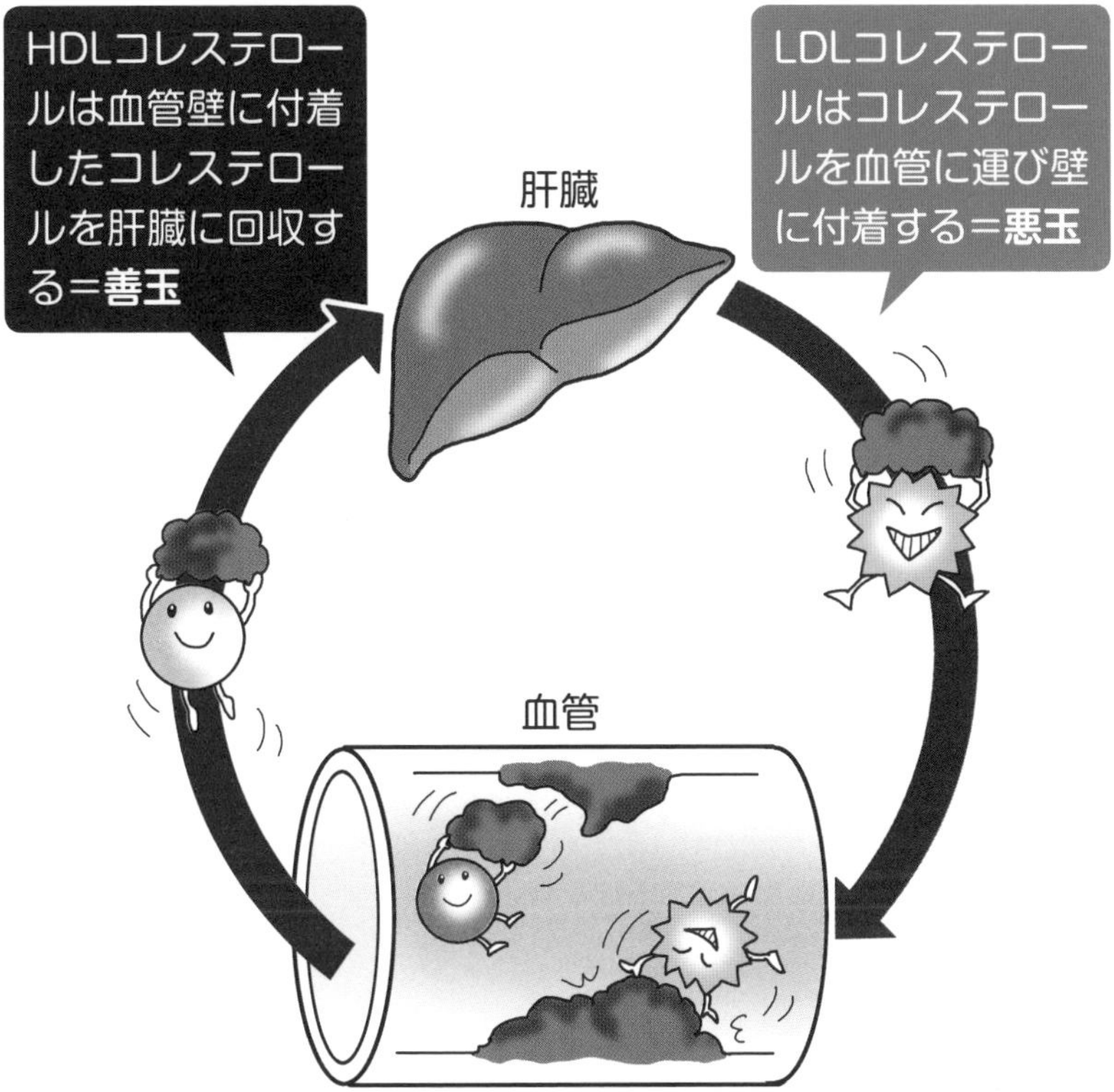
HDLコレステロールは血管壁に付着したコレステロールを肝臓に回収する＝善玉
LDLコレステロールはコレステロールを血管に運び壁に付着する＝悪玉
肝臓
血管

過剰なコレステロールは血管壁に付着し動脈硬化の原因になる

脂質異常症診断基準（空腹時採血）

LDL コレステロール	140mg/dL以上	高LDLコレステロール血症
	120〜139mg/dL	境界域高LDLコレステロール血症
HDL コレステロール	40mg/dL未満	低HDLコレステロール血症

※「動脈硬化性疾患予防ガイドライン2017年版」より

あらゆる病気のリスクを高める「肥満」

肥満とは単に体重が重いだけでなく、脂肪が過剰に蓄積された状態をいいます。肥満自体は病気ではありませんが、肥満によってさまざまな健康障害を起こしやすくすることから、生活習慣病の総元締めと言われることもあります。

肥満は2つタイプがあり、とくに危険なのが「内臓脂肪型肥満」

肥満は2つのタイプに分類され、皮下脂肪の多い**「皮下脂肪型肥満（洋ナシ肥満）」**と、そうでない**「内臓脂肪型肥満（リンゴ型肥満）」**があります。とくに危険なのが「内臓脂肪型肥満」で、高血圧、糖尿病、脂質異常症などの生活習慣病を生じさせやすくなるだけでなく、これらの病気と合併し動脈硬化を進めやすくします。また、肥満と生活習慣病を複数あわせもつ状態は**「メタボリックシンドローム」**と呼ばれ、心臓や脳の病気のリスクを増大させることがわかっています。

肥満型のタイプ

皮下脂肪型肥満（洋ナシ肥満）	内臓脂肪型肥満（リンゴ型肥満）

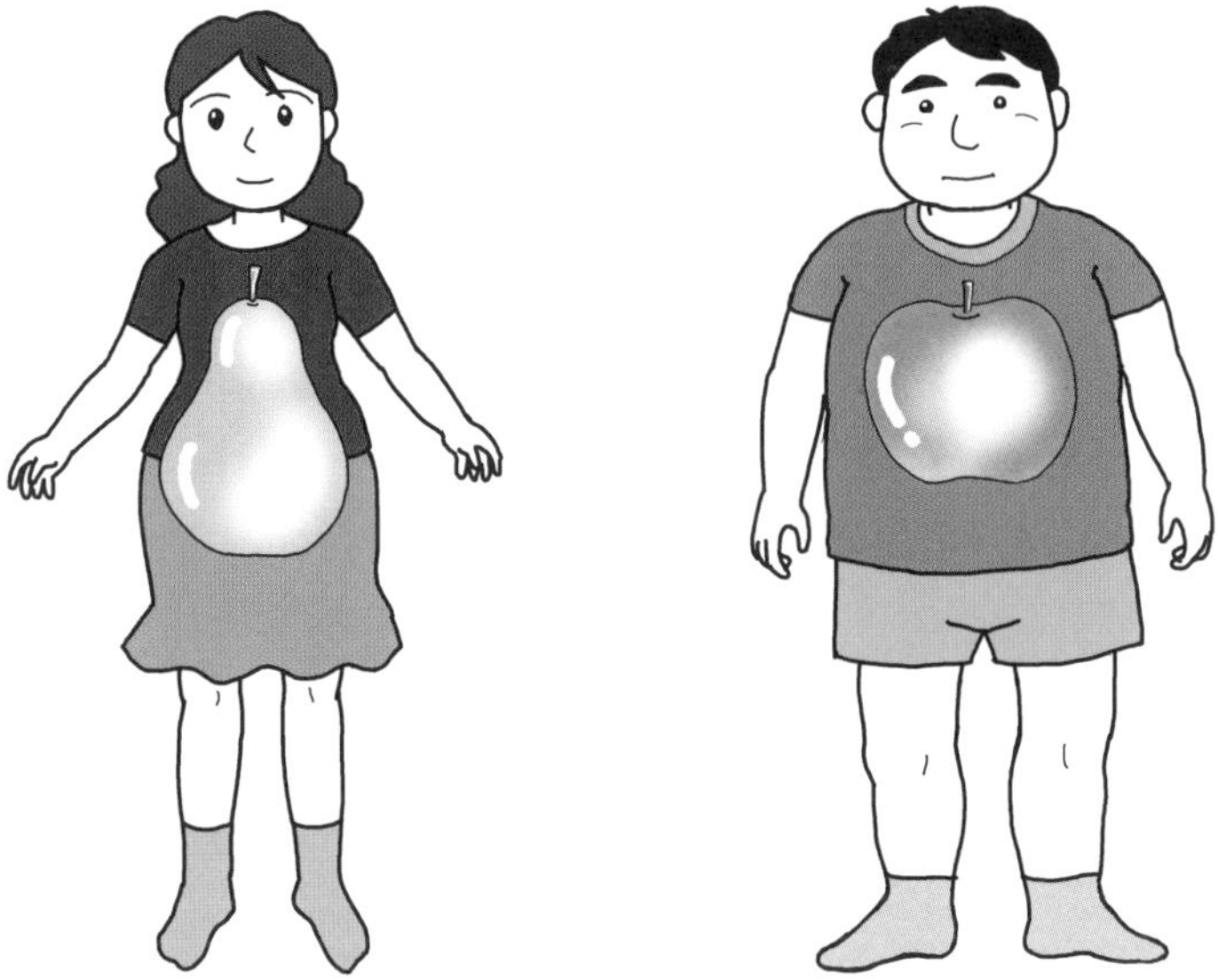

メタボリックシンドロームの診断基準

1. 腹部肥満	ウエストサイズ 男性85cm以上　女性90cm以上
2. 中性脂肪値・HDLコレステロール値	中性脂肪値 150mg/dl以上 HDLコレステロール値 40mg/dl未満 （いずれか、または両方）
3. 血圧	収縮期血圧（最高血圧）130mmHg以上 拡張期血圧（最低血圧） 85mmHg以上 （いずれか、または両方）
4. 血糖値	空腹時血糖値 110mg/dl以上

日本内科学会、日本動脈硬化学会など8学会による合同基準

column

血管をいたわる生活のしかた

心臓病や脳卒中を発症した人は……

心臓病や脳卒中など血管の不調が原因になることが多い病気は、発症後はとくに血管をいたわる生活が求められます。

血管の不調によって起こる病気は、長年の生活習慣の積み重ねがかかわっていることが多いので、減塩やカロリーコントロール、運動、禁煙など、それまでの習慣を見直すことが大切です。また、これらの健康維持につながる生活習慣は、血管をいたわるだけでなく、がんなどの命を縮める病気の予防にもつながるので、ぜひ心がけたいものです。

病気になっても、人生を長く楽しむために

生活習慣の見直しは必要でも、心臓病や脳卒中になったからといって、何もかもが制限されるわけではありません。自己管理をおこたらなければ、できることはいっぱいあります。「病気だからあきらめた」「再発が心配だから外出は無理」と後ろ向きに考えていたら、ストレスがたまりかえって血管の不調を誘発する心配もあります。

昔から言われる「一病息災」を心がけ、自己管理を続けながら人との交流をもち、病気と上手につき合っていくことが大切です。

血管をいたわる生活のポイント

- 不安や悩み、ストレスを抱えず、ゆったりと構え前向きに考える
- 温度差、睡眠不足など血管に負担をかける行為や環境を改善する
- 友人たちとの交流や旅行はあきらめないで
- 「一病息災」を肝に銘じて、自己管理を続ける

第4章

突然死を防ぐには心臓を正しくケアする!!

心臓のしくみと働き

成人の心臓は握りこぶしほどの大きさで、重さは200～300グラムほど。「**心筋**」という特殊な筋肉でできており、一定のリズムで収縮と弛緩《しかん》をくり返すことで全身に血液を送り出すポンプの役割を果たしています。心臓の動き（拍動）は、健康な成人で毎分60～70回程度です。

心臓は4つの部分に分かれている

心臓は「左心房」「左心室」「右心房」「右心室」と呼ばれる4つの部分に分かれています。左右の心室は「心室中隔」、心房は「心房中隔」という壁で仕切られています。さらに、右心室と右心房の間には「三尖弁《さんせんべん》」、左心室と左心房の間には「僧帽弁《そうぼうべん》」という弁があり、血液の逆流を防いでいます。左右の心室には動脈がつながっており、血液を送り出す働きを担っています。全身を巡った血液は、静脈を通って右の心房に戻ってきます。

心臓のしくみ

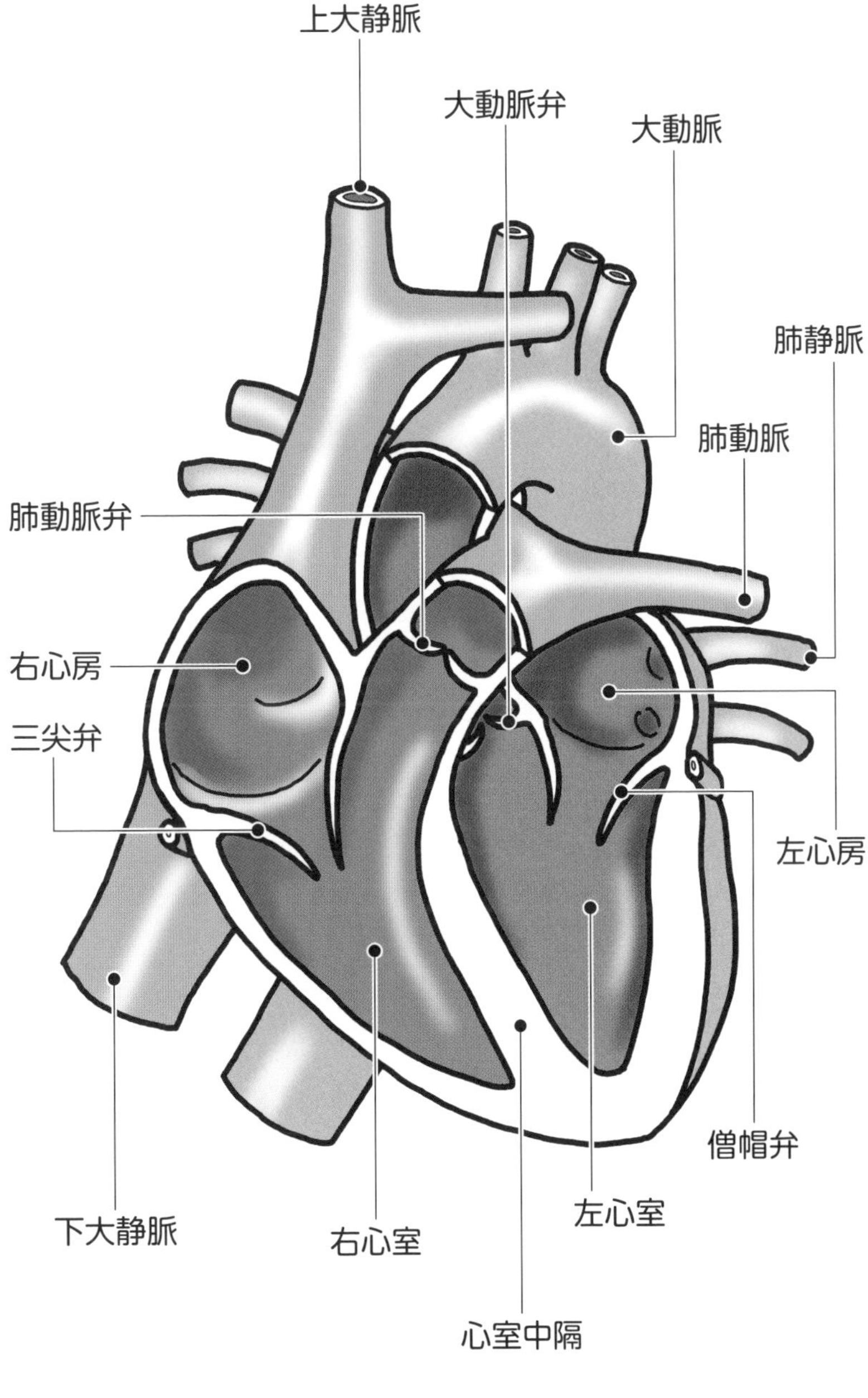
上大静脈
大動脈弁
大動脈
肺静脈
肺動脈
肺動脈弁
右心房
三尖弁
左心房
僧帽弁
下大静脈
右心室
左心室
心室中隔

心臓が血液循環をコントロールしている

血管を流れる血液のおもな役割は、全身の細胞に酸素と栄養を運び、細胞から老廃物を回収することです。血液が流れるルートには、「**体循環（大循環）**」と「**小循環（肺循環）**」の2種類があります。こうした循環は、おもに心臓から血液を押し出す拍動によってつくり出されています。

血液循環のふたつのルート

体循環は左心室から大動脈へ送り出された血液が、大静脈から右心房へと戻ってくるもの。血液は全身の細胞に酸素と栄養を届け、炭酸ガスや老廃物を回収します。

右心房に戻った血液は右心室へ流れ、肺動脈を経由して肺へ送られます。そして肺で炭酸ガスを排泄して酸素を受け取り、左心房へ戻ってきます。右心室から左心房への血液の流れが肺循環です。酸素を含んだ左心房の血液は左心室へ流れ、再び体循環によって全身へ送られていきます。

血液循環のしくみ

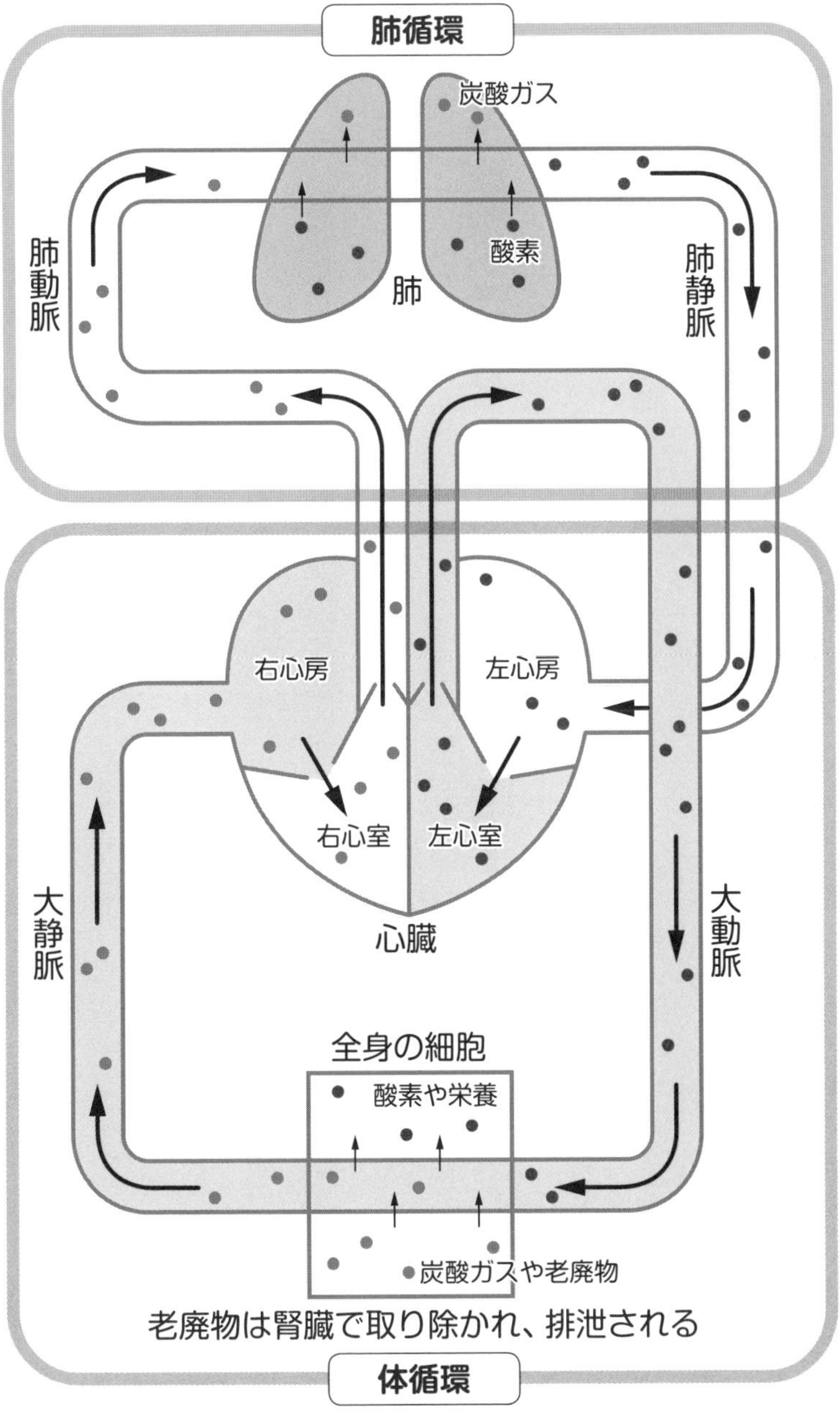
肺循環
炭酸ガス
酸素
肺
肺動脈
肺静脈
右心房
左心房
右心室
左心室
心臓
大静脈
大動脈
全身の細胞
酸素や栄養
炭酸ガスや老廃物
老廃物は腎臓で取り除かれ、排泄される
体循環

もっとも多い心臓病は虚血性心疾患

心臓は、1日に10万回以上拍動しています。正常に動き続けるためには、心筋の表面に張り巡らされた「**冠動脈**《かんどうみゃく》」に十分な酸素と栄養が供給される必要があります。他の血管と同様、冠動脈にも加齢や生活習慣によって動脈硬化（42ページ参照）が起こりやすくなります。

心筋が酸素不足になると心臓の機能が低下する

動脈硬化によって血液の通り道が狭くなると血流が減り、心筋に送られる酸素や栄養も少なくなります。その結果、心筋が酸素不足に陥り、心臓のポンプ機能が低下することがあるのです。こうした状態を「**虚血**《きょけつ》」といいます。「虚血性心疾患」という病名は、虚血によって起こる心臓のトラブルの総称です。虚血性心疾患は、動脈硬化のほか、「冠攣縮《かんれんしゅく》」などと呼ばれる冠動脈のけいれんによって起こることもあります。

虚血性心疾患が起こるおもな原因

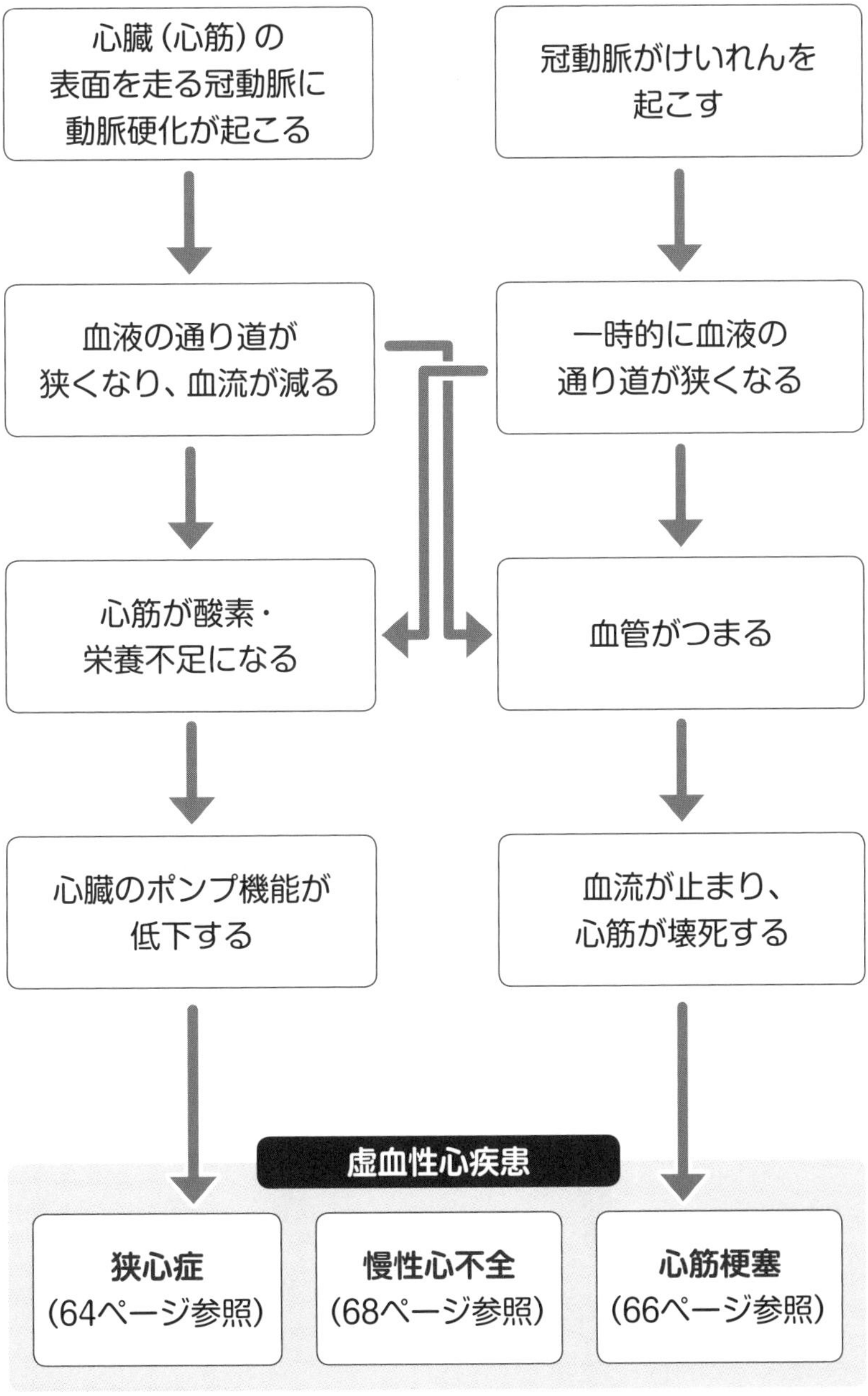

心筋の酸素不足によって起こる狭心症

なんらかの理由で一時的に血流が低下したり運動したりした際に心筋が虚血に陥り、強い胸の痛みが起こる病気が「**狭心症**」です。痛みは数10秒～数分で治まります。ただし糖尿病による神経障害などがあると、発症しても痛みを感じないことがあります（無痛性虚血性心疾患）。

狭心症にはふたつのタイプがある

狭心症は、発症の原因によって2種類に分けられます。ひとつめが「**労作性狭心症**」。冠動脈の動脈硬化が進んで血液の通り道が狭くなっているため、運動時など心臓の動きが活発になったときに酸素不足が生じるものです。ふたつめが「**血管攣縮性狭心症**《けっかんれんしゅくせいきょうしんしょう》」。冠動脈のけいれん（62ページ参照）によって血液の通り道が一時的にせまくなるために引き起こされるもので、就寝中など安静にしているときにも起こります。

狭心症の種類

労作性狭心症	血管攣縮性狭心症
冠動脈の動脈硬化が進行して血液の通り道が狭くなる	冠動脈のけいれんが起こって一時的に血液の通り道が狭くなる

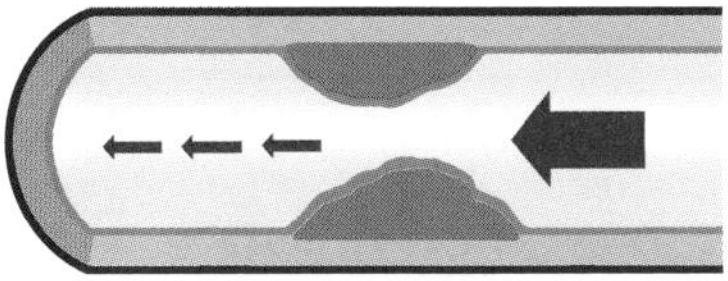

冠動脈のけいれんには、冠動脈の内側にある「血管内皮」の異常や自律神経の乱れなどがかかわっていると考えられている。

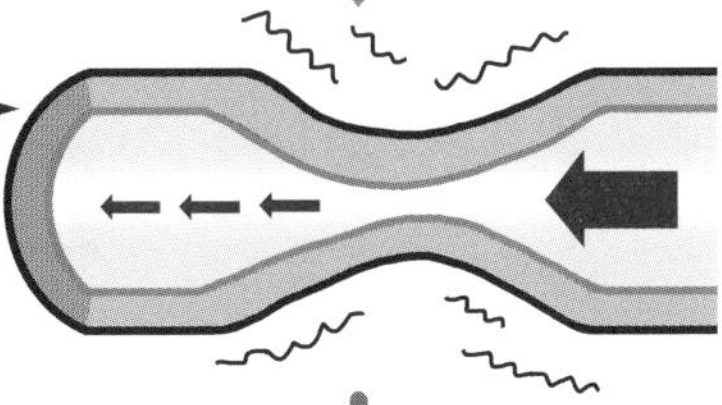

労作性狭心症	血管攣縮性狭心症
↓	↓
運動や緊張などで心臓が酸素を多く必要とする	酸素の供給量が減る
↓	↓

酸素の供給量が足りず、発作が起こる

狭心症は、病状によって2種類に分けられることもある

・発作が起こる状況がほぼ一定 ・薬を飲んだり安静にしたりすることで治まる	・発作が起こる状況がまちまち ・発作の回数が増えたり、症状が強く出たりする
↓	↓
安定狭心症	不安定狭心症

血管がふさがれて心筋が壊死する心筋梗塞

心筋に酸素と栄養を届ける冠動脈がつまると、その先の血流が途絶えて組織が壊死する病気が**「心筋梗塞」**です。強い痛みに加え、呼吸困難やチアノーゼ（唇などが紫色になる）、めまい、おう吐などが起こることもあります。

心筋梗塞の発作は命にかかわることもある

動脈硬化が進むと、血管の内側にコレステロールなどの脂肪がたまった粥腫《しゅくしゅ》ができます。粥腫が大きくなり血管内皮が張力で破綻すると、その部分に血栓（血の塊）がつくられることがあります。この血栓によって血管をふさがれると、それより先に血液が送られなくなり、心筋の細胞が死んでしまうのです。心筋梗塞の発作は特別なきっかけがなくても起こり、命にかかわることもあります。不安定狭心症の約3分の1は心筋梗塞に移行するといわれています。

……… 心筋梗塞と狭心症の原因 ………

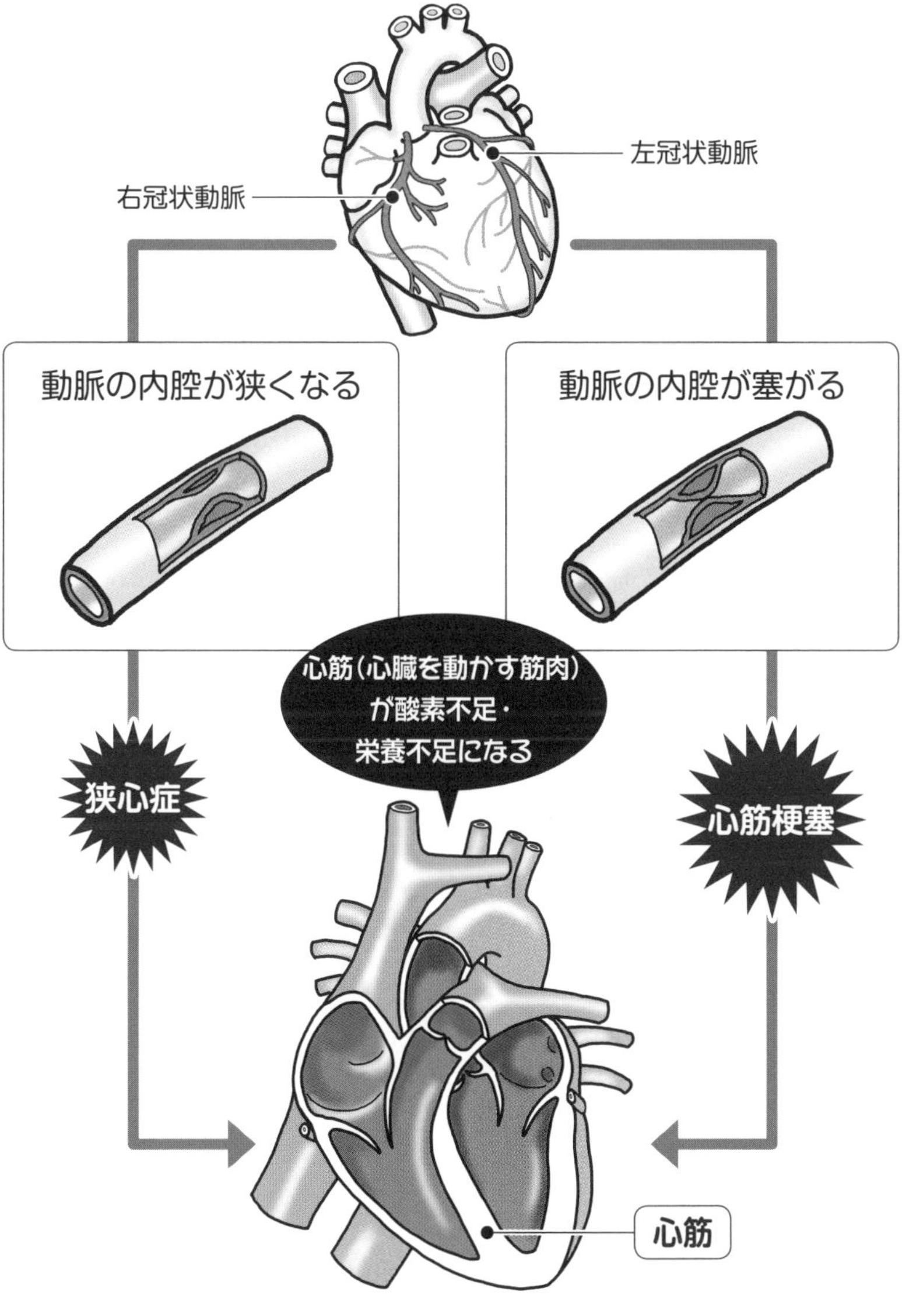

注意!! **脳卒中とともに死亡率の高い病気なので、症状を少しでも感じたらただちに処置を受けなければなりません。**

心臓の機能低下が長く続く慢性心不全

「心不全」とは、心臓のポンプ機能の低下によって起こる全身の不調のことをいいます。狭心症（64ページ参照）や心筋梗塞（66ページ参照）も原因となり、急性の場合を「**急性心不全**」、心臓の機能が低下した状態が続いている場合を「**慢性心不全**」といいます。

心臓のポンプ機能の不調によって起こる

慢性心不全の原因は、大きく2種類に分けられます。ひとつめが、心臓から十分な血液を送り出せないこと。酸素や栄養が不足するため、疲れやすくなったり手足の冷えや顔色の悪さが目立ったりします。ふたつめが、血液が心臓に戻りにくいこと。血管内にたまった血液の水分が肺にしみ出して息苦しさを感じたり、足がむくみやすくなったりします。高齢者の場合、「高血圧性心疾患（71ページ参照）」のために血液が心臓に戻りにくくなる「拡張障害」も多く見られます。

慢性心不全の原因

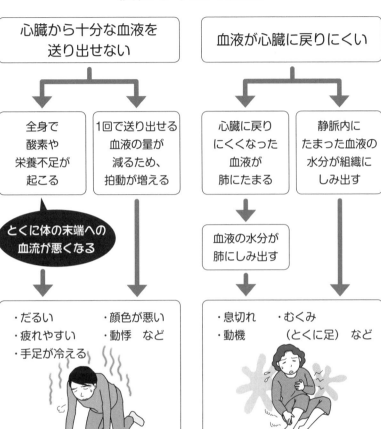

心臓から十分な血液を送り出せない

↓

- 全身で酸素や栄養不足が起こる
  - ↓ とくに体の末端への血流が悪くなる
- 1回で送り出せる血液の量が減るため、拍動が増える

↓

・だるい
・疲れやすい
・手足が冷える
・顔色が悪い
・動悸　など

血液が心臓に戻りにくい

↓

- 心臓に戻りにくくなった血液が肺にたまる
  - ↓ 血液の水分が肺にしみ出す
- 静脈内にたまった血液の水分が組織にしみ出す

↓

・息切れ
・動機
・むくみ（とくに足）　など

高齢者の場合、高血圧による拡張障害が原因のことも多い（71ページ参照）

症状が進むと……
心臓ぜんそく

・横になっていると呼吸が苦しかったりせきが出たりする
・呼吸をするとき、ぜんそくのようにゼイゼイと音がする

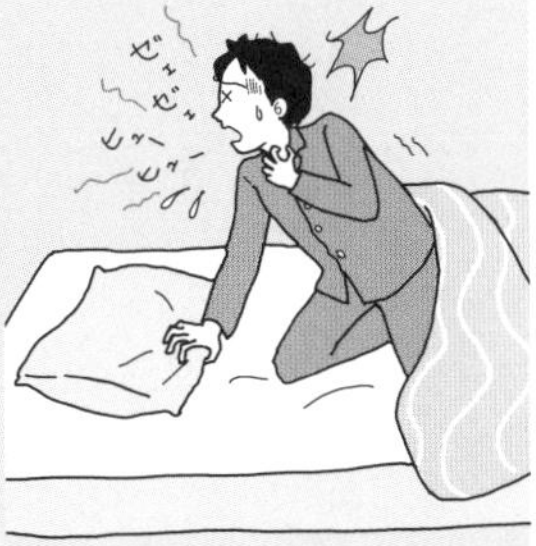

注意が必要なその他の心臓病

心臓の病気には、虚血性心疾患以外にも心不全の原因となる病気があります。

●心臓弁膜症

大動脈弁、肺動脈弁、三尖弁、僧房弁（59ページ参照）のいずれかの機能が低下します。弁の開きが悪くなる「狭窄症《きょうさくしょう》」と、閉じにくくなって血液の逆流が起こる「閉鎖不全症」があります。

●特発性心筋症

心筋に原因不明の異常が起こり、心機能が低下します。心筋が伸びて収縮力が弱まる「拡張型」と、心筋の一部が厚くなって寝室が狭くなる「肥大型」があります。

●心筋炎・心膜炎

心筋または心筋を包んでいる心膜にウイルスや細菌が感染するもの、異常な免疫反応によるものの、化学物質によるものなど多彩な原因で生じます。

さまざまな心臓病

心臓弁膜症

心臓の弁の機能が低下する。心筋梗塞や脳梗塞の原因となることもある

特発性心筋症

心筋の異常のために心機能が低下する

心筋炎

ウイルスや細菌の感染であったり、その他さまざまな原因で心筋に起こる炎症

心膜炎

心筋を包んでいる心膜にウイルスや細菌が感染したり、その他さまざまな原因で起こる炎症

心内膜炎

心膜のいちばん内側にある内膜や心臓の弁に細菌が感染し、炎症が起こる

高血圧性心疾患

血圧が高いと血液を送り出す際の負担が大きいため、心筋が厚く伸びにくくなり、心機能が低下する

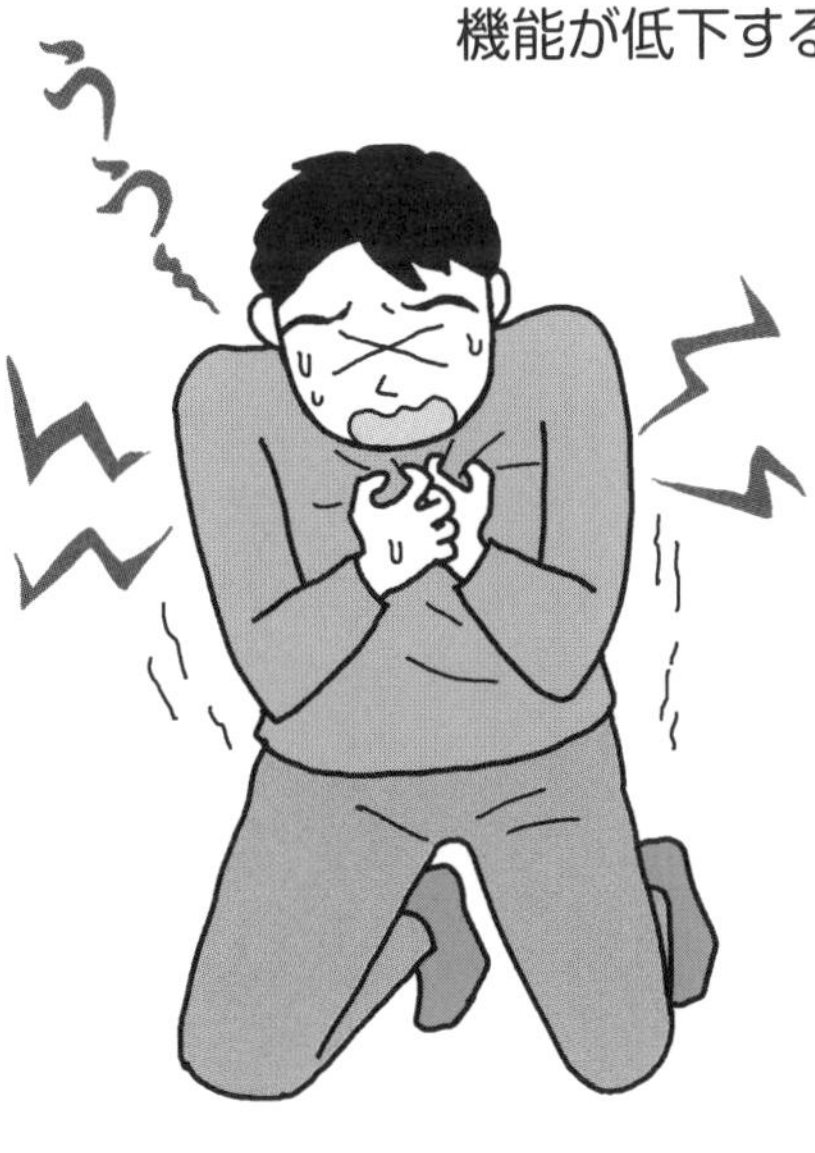

破裂すると命にかかわる大動脈瘤

心臓の左心室から始まる大動脈は、心臓の上部から胸、腹部へとつながっていきます。横隔膜より上を「胸部大動脈」、横隔膜より下を「腹部大動脈」といいます。「大動脈瘤」とは、大動脈の一部が「こぶ」のようにふくらんだもののことです。高血圧があったり動脈硬化が進んだりするとできやすいといわれています。

大動脈瘤があると診断されたら

高血圧、高脂血症、糖尿病、喫煙などが大動脈瘤（42ページ参照）の発症に大きくかかわっています。その予防には、こうした危険因子を避けることが重要です。大動脈瘤と診断された場合、「こぶ」を完全に治すことは内科治療では難しく、大きくならないように「こぶ」とうまくつきあっていくことが大切です。40～50㎜の径になると、一般的には手術を考えることになります。

……… 大動脈瘤との上手なつき合い方 ………

①毎日、血圧を測定し、かかりつけ医によく相談しましょう

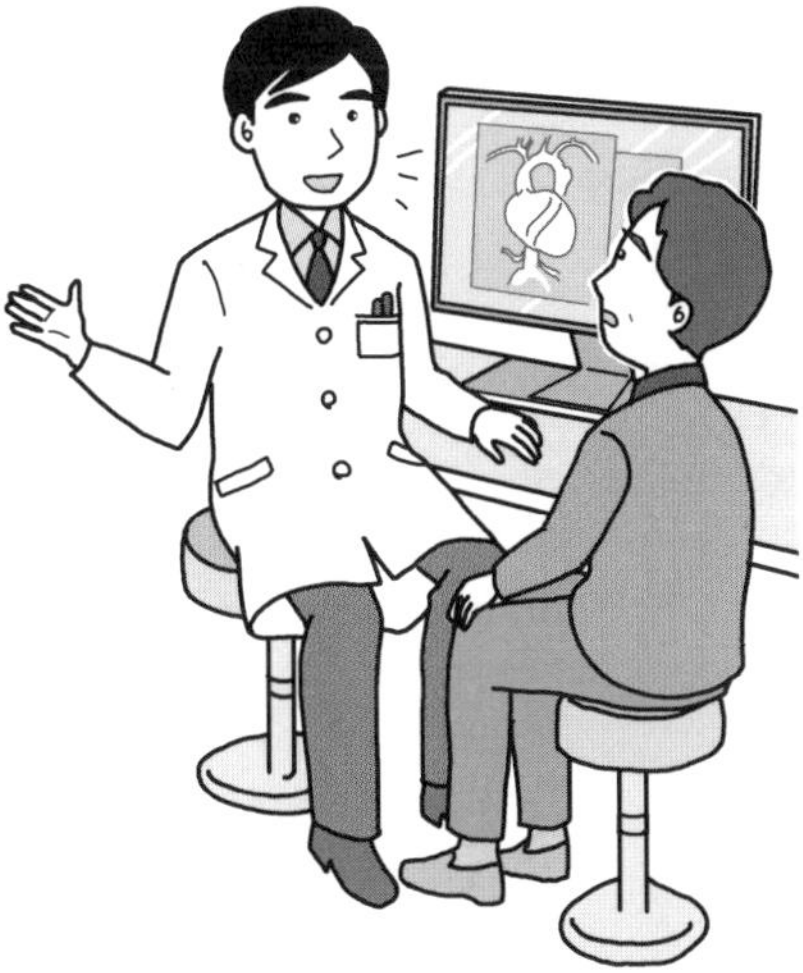

②暴飲暴食は避け、禁煙をしましょう

③息むと血圧が上昇するので便秘に注意しましょう

④入浴の際にはぬるめのお湯につかりましょう

⑤急激な温度の変化に気をつけ、冬季の防寒、夏季の過冷房に留意しましょう

⑥ストレスは大敵。毎日規則正しい生活を心がけ、イライラしないことです

⑦十分な睡眠と休養をとるように心がけましょう

⑧軽い運動（散歩やラジオ体操など）は、血液の流れを良くし、肥満防止にもつながるので、医師に相談しながら適度な運動を心がけましょう

⑨お酒の飲み過ぎに注意しましょう。1日に日本酒なら1合＝180ccに留めましょう

身近な人が心臓病で倒れたら

突然の胸の痛みや苦しさを訴える場合、心臓病の発作を起こしている可能性があります。数秒～数分で治まる場合は、楽な姿勢でしばらく休み、できるだけ早く受診しましょう。安静にしても10分以上痛みが続く場合は、救急車を呼びます。

心筋梗塞が疑われる場合は救急車を手配

胸の痛みが激しく、背中や腕、あご、みぞおちなども痛むような場合は、救急車で病院へ。呼吸困難、チアノーゼ（唇などが紫色になる）、おう吐などが見られる場合は、一刻を争います。

救急車を待つ間は衣服をゆるめ、本人がいちばん楽な姿勢をとらせます。薬をもっている場合はすぐに飲ませましょう。声をかけるなどして意識の有無を確認し、意識がない場合は脈を確認。脈がない場合は、すぐに心臓マッサージを行います（近くにあればＡＥＤを使用する）。

救急車の呼び方

①119に電話し、救急であることを伝える

②現在地の住所、連絡先、具合が悪い人の症状と年齢を伝える

③連絡した人の名前と連絡先を伝える

④保険証や診察券などを準備する

心臓マッサージのやりかた

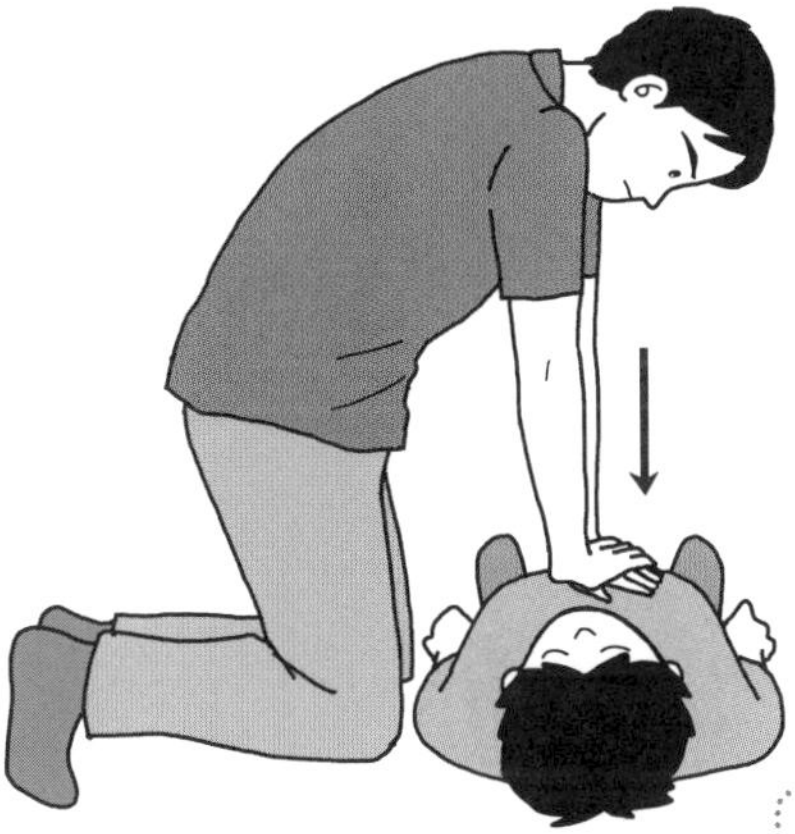

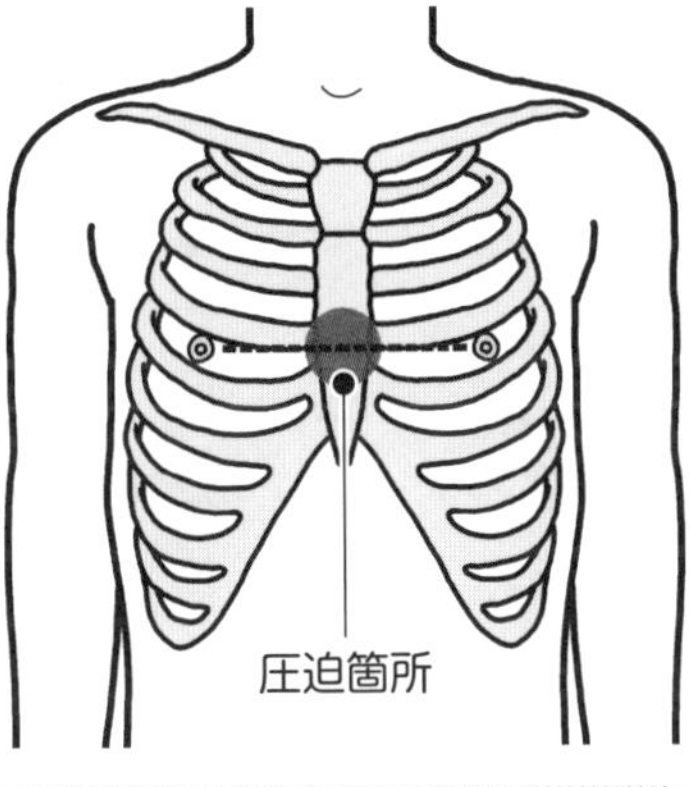

①かたい床などにあおむけに寝かせる

②左右の乳頭を結ぶ線の真ん中あたりに両手を重ねて当て、腕を垂直に伸ばす

③胸が4～5cm沈む強さで、1分間に100回の速さで圧迫する

AEDがあるときは……

AEDは、電源を入れると手順の説明が音声で流れます。落ち着いて指示に従いましょう。

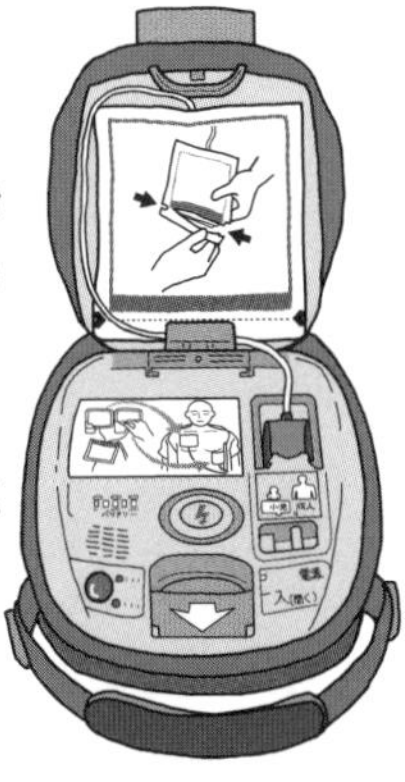

不整脈は心臓病の予兆？

心臓の動きは、右心房の上にある「**洞結節**《どうけっせつ》」で発生する電気信号によってコントロールされています。この信号がうまく伝わらなかったり、洞結節以外の部位から電気信号が発せられたりすると、拍動のリズムが乱れる「**不整脈**」が起こります。

とくに心配のない不整脈でも定期検診は忘れずに

不整脈は30歳以上のほぼ全員に見られるといわれており、それほど心配のないものであることがほとんどです。また年齢や体質、疲労やストレスなど、病気以外の原因で起こるものも多いため、「不整脈＝心臓に問題がある」とは限りません。

ただし、中には心臓病の症状のひとつとして現れるものや、加齢や基礎疾患によってリスクが高まるものもあります。自覚症状がなくても、定期的な検査は欠かさないようにしましょう。

心臓が動くしくみ

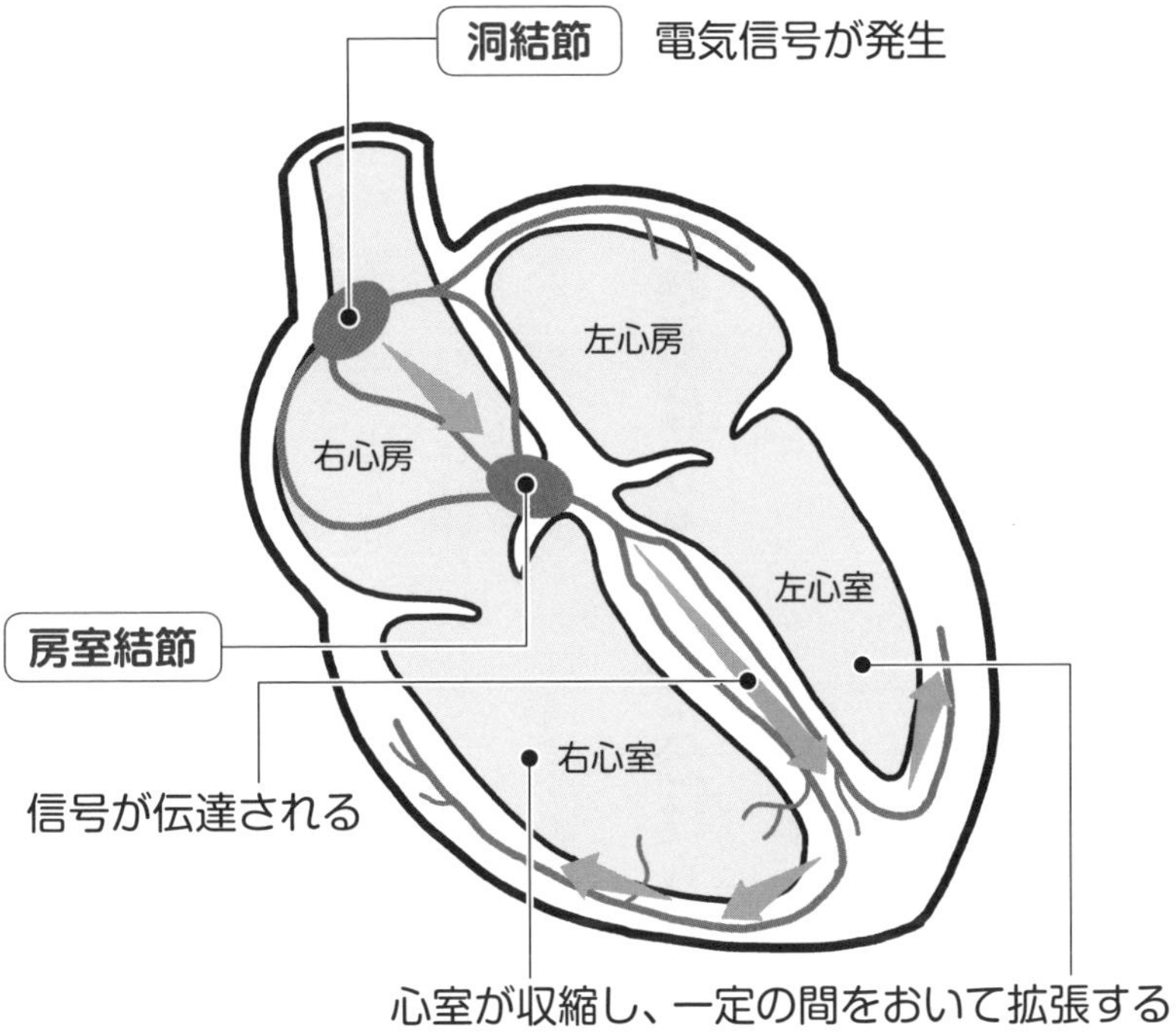

不整脈のおもな原因

①発生異常

洞結節からの正常な信号に加え、他の部位からも信号が発生

②伝達異常

・リエントリー

電気信号が心室に届いた後も消えず、くり返し伝達される

・ブロック

電気信号の伝達が途切れたり遅れたりする

心筋や洞結節からの電気信号を伝える部位はすべて、心臓を動かすための電気信号をつくる機能をもっている！

不整脈の種類① 徐脈性不整脈

正常な心拍数は、1分間に60〜100回。徐脈性不整脈とは、心拍数が1分間に**50回以下**になるものを指します。心拍数が少なくなると、心臓から送り出される血液の量も減少します。そのために疲労感やだるさ、息切れ、めまいなどが見られる場合、治療の対象となることがあります。

徐脈性不整脈は3タイプに分けられる

徐脈性不整脈には、3つのタイプがあります。ひとつめが「**洞不全症候群**」。電気信号を生み出す洞結節の機能に問題があるものです。ふたつめが「**房室ブロック**」。房室結節の異常のため、心房から心室への信号の伝達がうまくいかなくなります。3つめが「**脚ブロック**」。信号の伝達経路は、房室結節の先で右心室側（右脚）と左心室側（左脚）に分かれます。このいずれかに問題があり、信号が伝わりにくくなった状態のことです。

……… 徐脈性不整脈のタイプ ………

①洞不全症候群

●問題のある箇所

洞結節

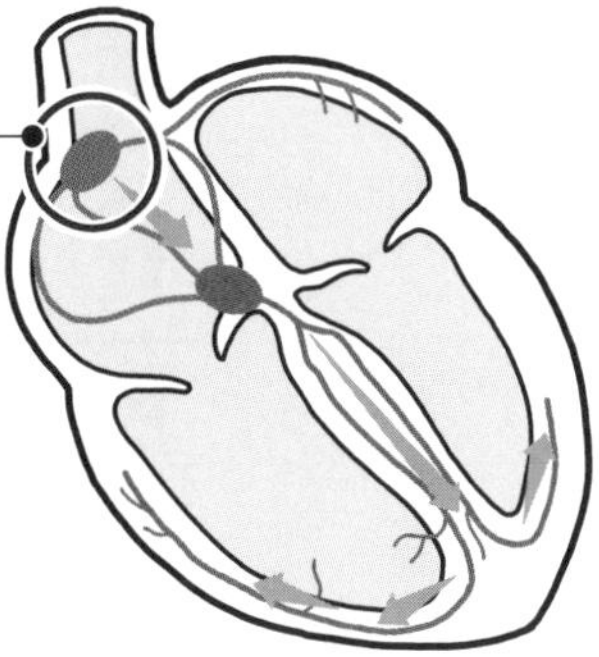

電気信号のリズムが遅くなる、電気信号が出なくなる、洞結節から心房へ信号が伝わらなくなる、など

⬇

重症度に応じてペースメーカの埋め込みなどの治療を行う

②房室ブロック

●問題のある箇所

房室結節など

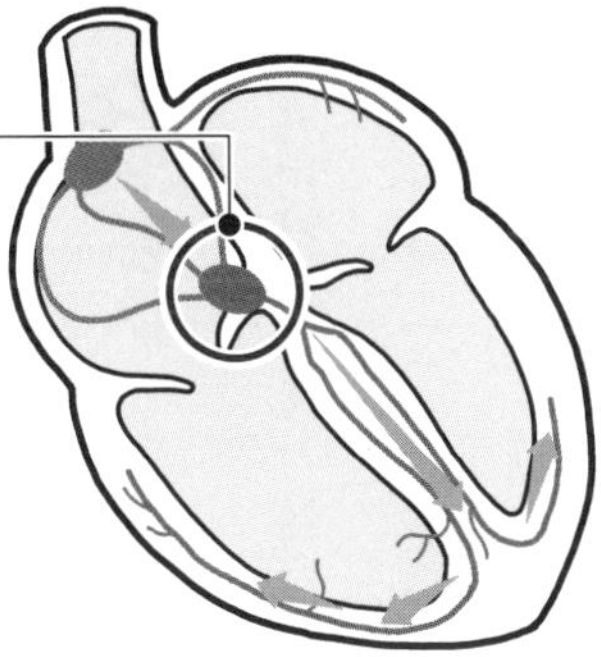

心房から心室へ電気信号が伝わりにくくなる

⬇

重症度に応じてペースメーカの埋め込みなどの治療を行う

③脚ブロック

●問題のある箇所

右脚または左脚

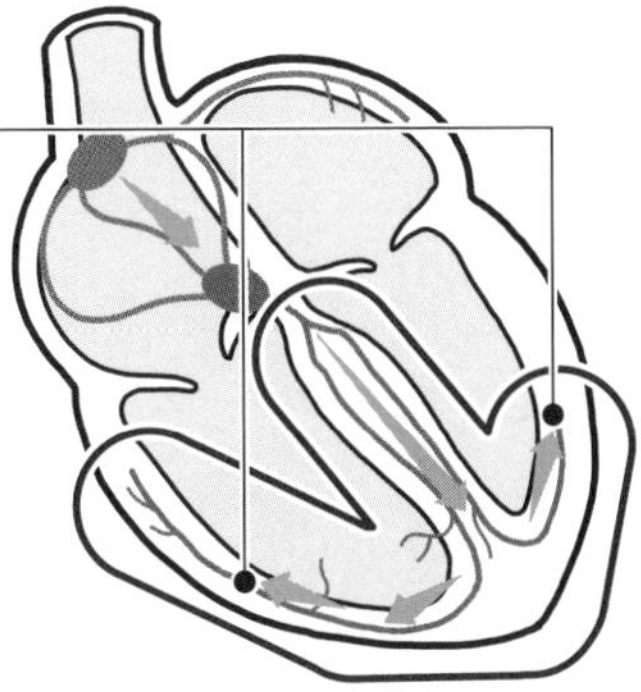

右心室または左心室に信号が伝わりにくくなる

⬇

- 右脚ブロックは病気が原因であることは少ない
- 左脚ブロックは心疾患を伴う可能性があるので検査が必要

不整脈の種類② 期外収縮

期外収縮は、不整脈の中でもっとも多く見られるもの。洞結節に加え、本来は信号を出さないはずの部位からも電気信号が発生し、通常よりやや早いタイミングで心臓が収縮してしまいます。異常な電気信号が心房や房室結節などから出るものを「**上室性《じょうしつせい》期《き》外収縮《がいしゅうしゅく》**」、心室から出るものを「**心室性《しんしつせい》期《き》外収縮《がいしゅうしゅく》**」といいます。

加齢や体質が原因で起こるものが多い

期外収縮が起こると動悸やのど・胸の違和感、一瞬の胸の痛みなどを感じることがありますが、自覚症状がなく、健康診断などで指摘されて気づく人もたくさんいます。ほとんどは加齢や体質によるもので、治療の必要はありません。ただし、心臓病の症状として起こる場合もあるので、原因となる病気の有無は調べておいたほうがよいでしょう。

………期外収縮が起こる理由………

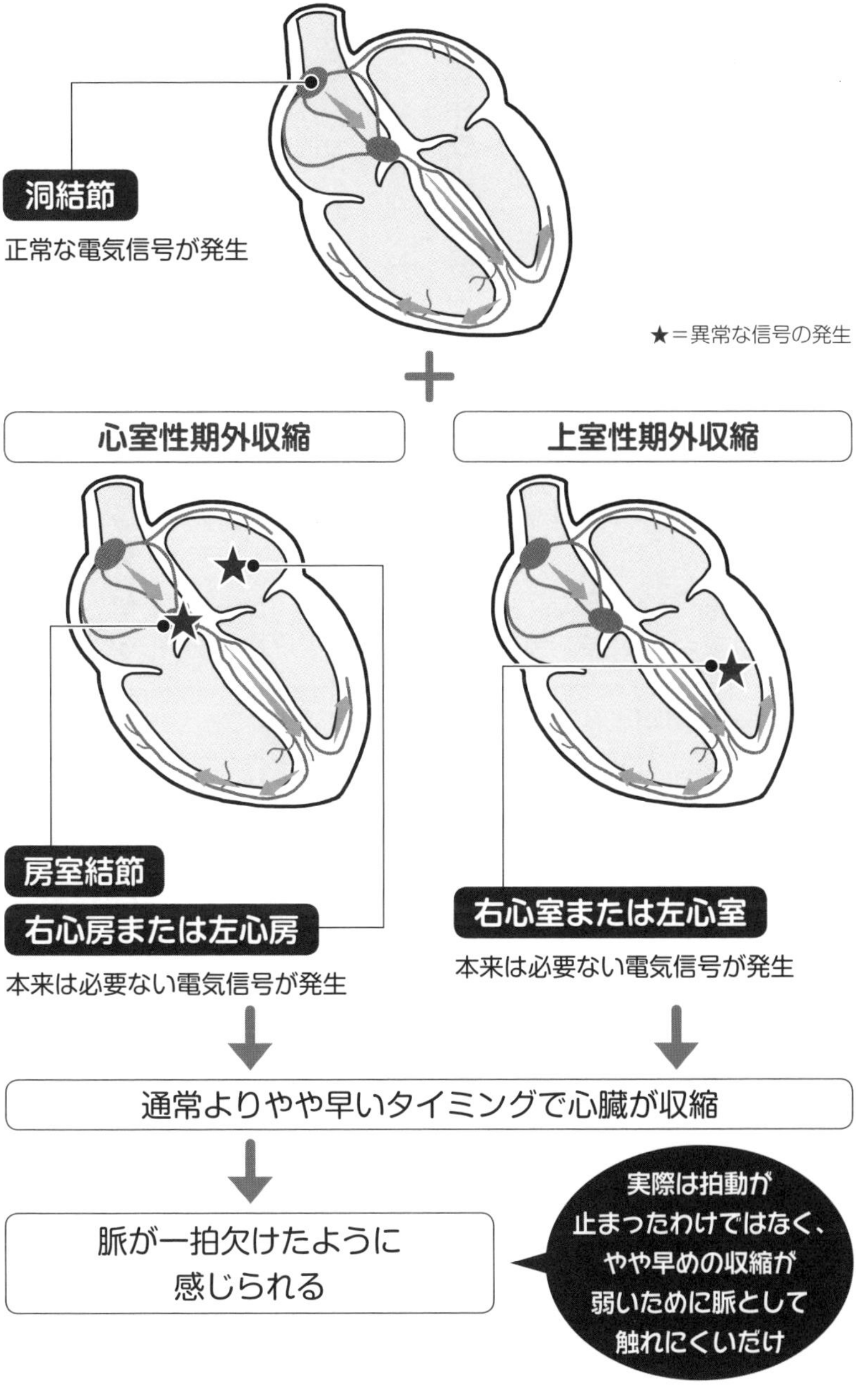
洞結節
正常な電気信号が発生
★＝異常な信号の発生
＋
心室性期外収縮
上室性期外収縮
房室結節
右心房または左心房
本来は必要ない電気信号が発生
右心室または左心室
本来は必要ない電気信号が発生
通常よりやや早いタイミングで心臓が収縮
脈が一拍欠けたように感じられる
実際は拍動が止まったわけではなく、やや早めの収縮が弱いために脈として触れにくいだけ

不整脈の種類③　頻脈性不整脈

心拍数が1分間に100回以上になるものを「**頻脈性不整脈**《ひんみゃくせいふせいみゃく》」といいます。拍動が速まると心臓が十分に拡張せず、送り出される血液も少なくなるため、息苦しさや動悸を感じることもあります。頻脈性不整脈は、タイプによって治療の必要性や治療法が異なります。

●**発作性上室性頻拍**　心房や房室結節から発生した信号が何度も伝達されます。

●**心房粗動**　心房で発生した信号が、心房内で一定の回路を回り続け、突然死の危険も。

●**心房細動**　信号の異常で心房がけいれんするように収縮し、心室に信号が伝わるリズムが不規則になって拍動が乱れます。動悸や息苦しさ、胸の痛みなどを感じたり（無症状のこともある）、心房内に血栓（血のかたまり）ができやすくなったりすることもあります。

●**心室頻拍、心室細動**　電気信号の異常により、心室の収縮が連続して起こります。心室頻拍が数分間続くと心室細動（84ページ参照）に移行することがあります。

……… 頻脈性不整脈のタイプ ………

★＝異常な信号の発生　↻＝異常な電気信号の流れ

発作性上室性頻拍

胸の痛みや動悸が起こるが、短時間で治まれば命にかかわることはない

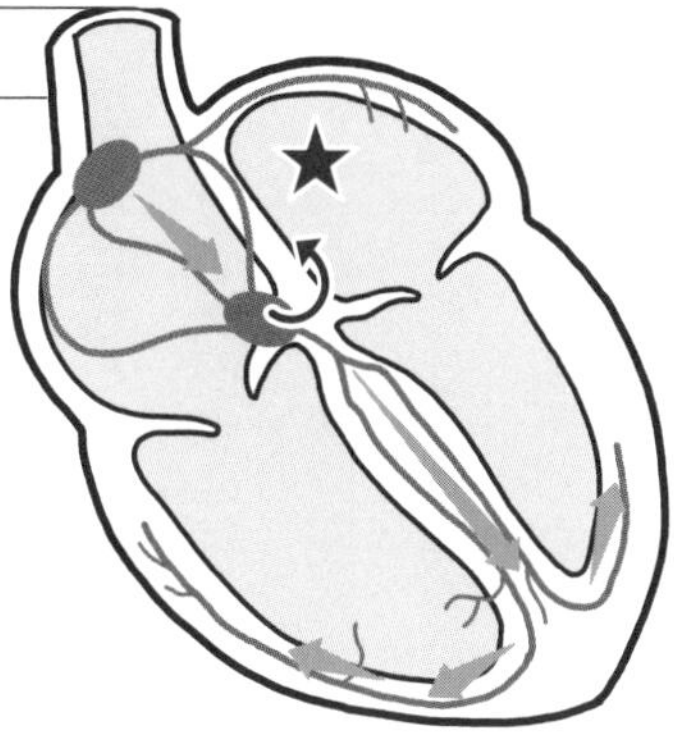

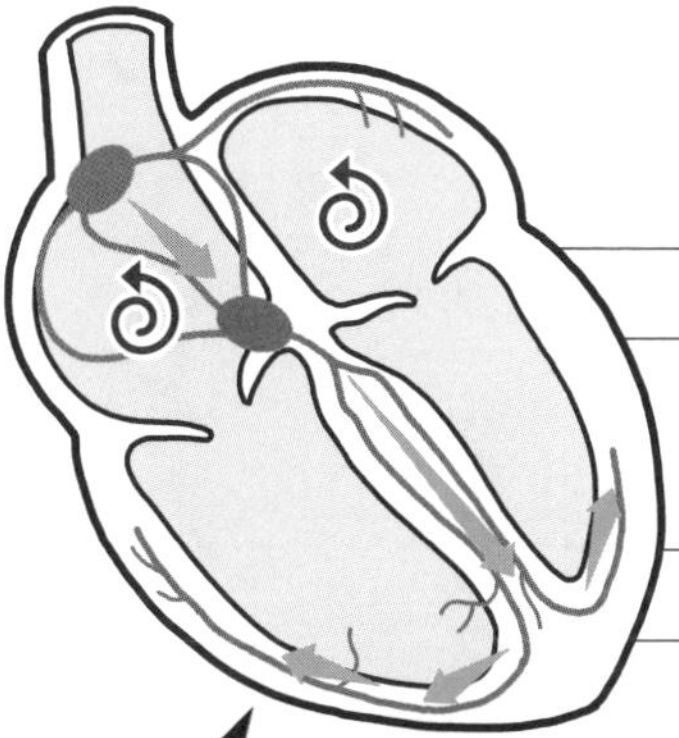

心房粗動

心房の収縮が極端に早まるが、心室の収縮は規則的に起こる

心房細動

心房の筋肉がけいれんを起こしたようになり、心室の収縮が不規則になる

胸の痛みや動悸が起こることもある。心臓病と合併することもあるので、治療が必要。

心室頻拍

常に動悸や息切れが見られる。基礎疾患の有無や症状の持続時間によって、治療法が異なる

心室細動
↓
p84参照

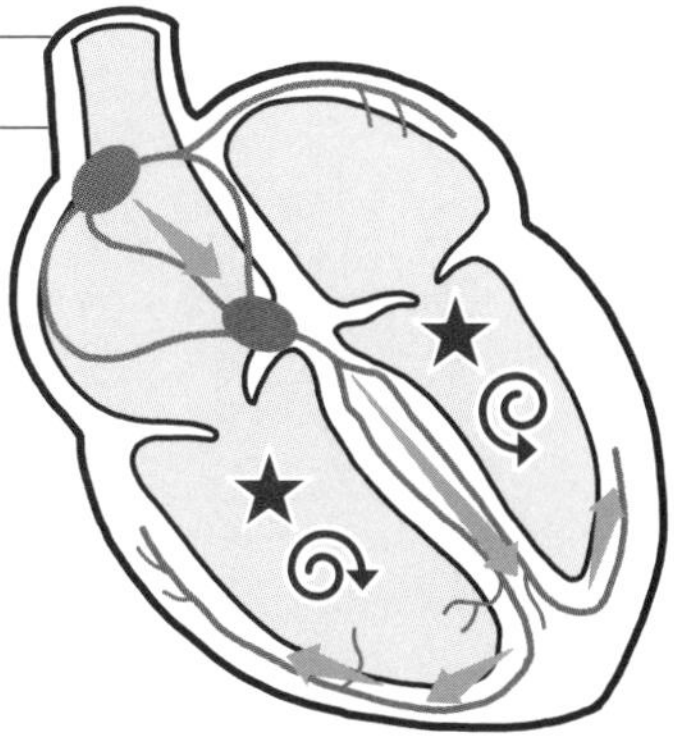

突然死を招くことがある心室細動

不整脈の中でもっとも危険なのが、頻脈性不整脈の一種である心室細動です。心室細動とは、心室がけいれんするように細かく動き、心拍数が1分間に300回以上になる状態のことです。心室は、全身に血液を送り出す役割を果たしている部位。けいれんが起こって十分に収縮できなくなると脳を含めあらゆる臓器への血流が途絶えるため、突然死の可能性もあります。

運動中に起こる突然死の多くは、心室細動によるものです。こうしたケースの多くは、心筋梗塞などの心臓疾患に気づかずに運動してしまうために起こっています。このほか、心室頻拍（82ページ参照）が数分間続き、心室細動へ移行することもあります。心室細動は命にかかわるので、病院以外で起こした場合は、救急車を呼ぶのと同時に心臓マッサージや近くにあればＡＥＤ（自動体外式除細動器）などによる応急処置が必要です。

……… 心室細動が起こると ………

心室がけいれんを起こしたような状態になる

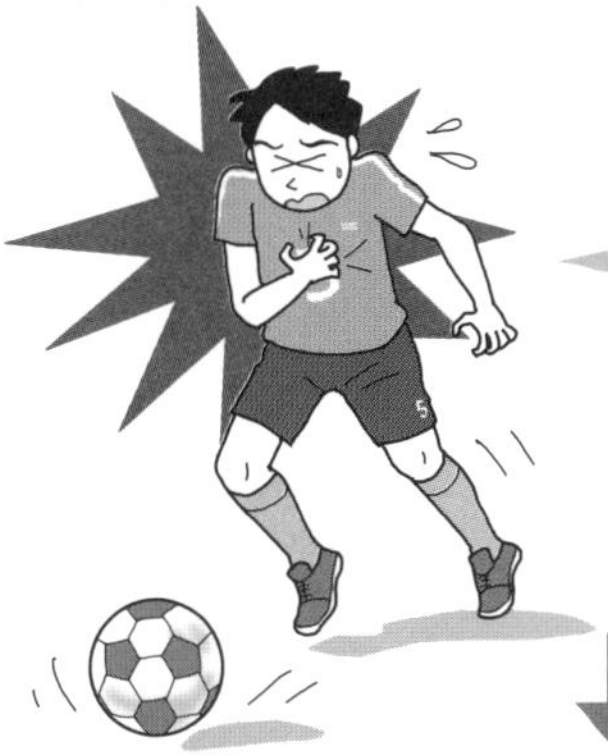

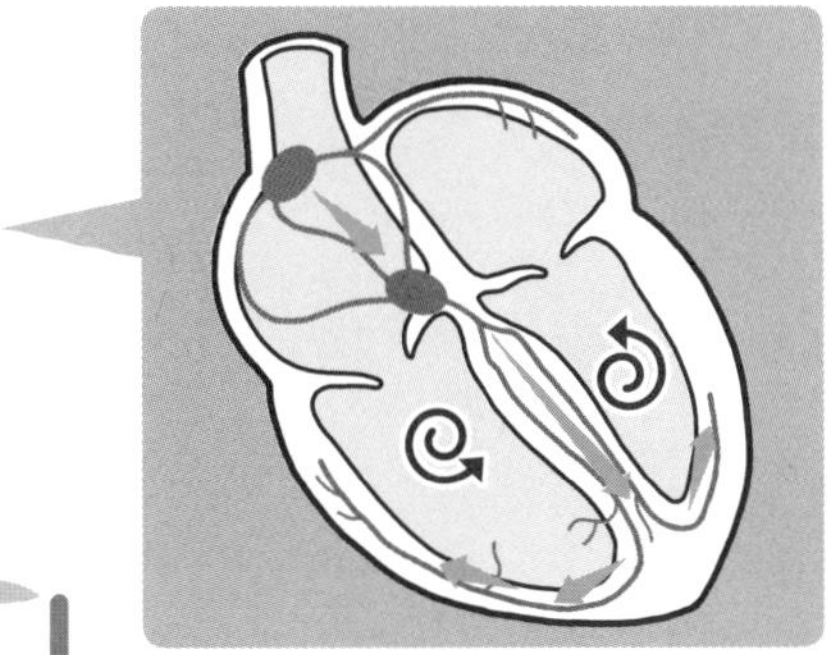

=異常な電気信号の流れ

↓

心室が十分に収縮・拡張することができない

↓

心臓から血液を送り出せなくなる

↓

脳への血流が途絶え、脳の機能が止まる

↓

数分で死に至る

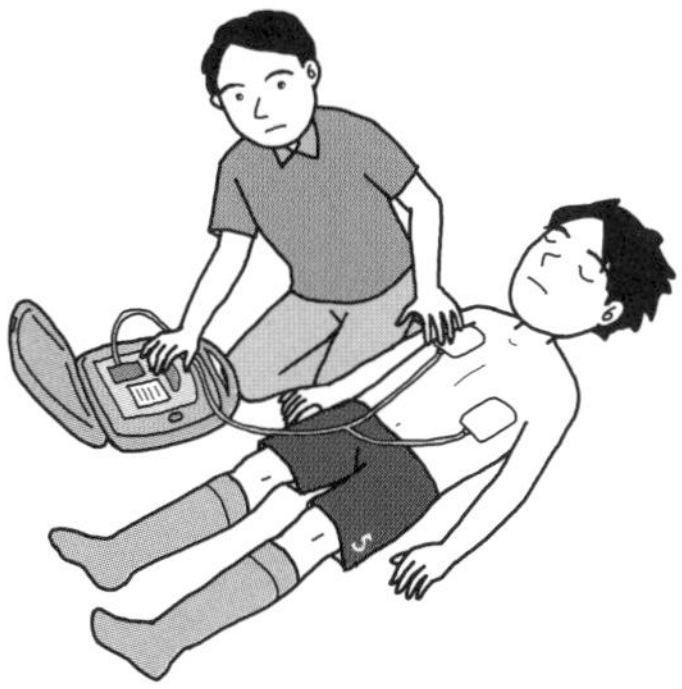

心臓病の治療法のいろいろ

狭心症の治療は、薬物療法が基本。発作が起こったときに飲む薬のほか、血流を改善して心臓の負担を軽くしたり、血栓ができるのを防いだりする薬なども処方されます。服薬に加え、生活の見直しと運動を中心とする心臓リハビリテーション（92ページ参照）を行うことも大切です。

カテーテル治療や外科的治療で血流を回復させる

心筋梗塞を発症したり、狭心症から心筋梗塞への移行を防いだりするために行われるのが、カテーテル治療。冠動脈に細い管（カテーテル）を挿入し、血液の通り道がせまくなっている部分を広げる方法です。カテーテル治療が適さない場合は、外科療法が行われます。もっとも一般的なのが、冠動脈バイパス手術。血管が狭くなっている部分を迂回するように別のルート（バイパス）をつくり、血流を回復させる方法です。

……… 虚血性心疾患のおもな治療法 ………

薬物治療

心臓の負担を軽くする薬

血管を広げる、交感神経の働きを抑え脈拍や血圧を低下させるなど

冠動脈のけいれんを抑える薬

冠攣縮性《かんれんしゅくせい》狭心症の発作を予防する

血栓をできにくくする薬

心筋梗塞や脳梗塞の原因となる血栓ができるのを防ぐ

カテーテル治療

ひじや手首、脚の付け根などから冠動脈にカテーテルを挿入して行う

バルーン療法

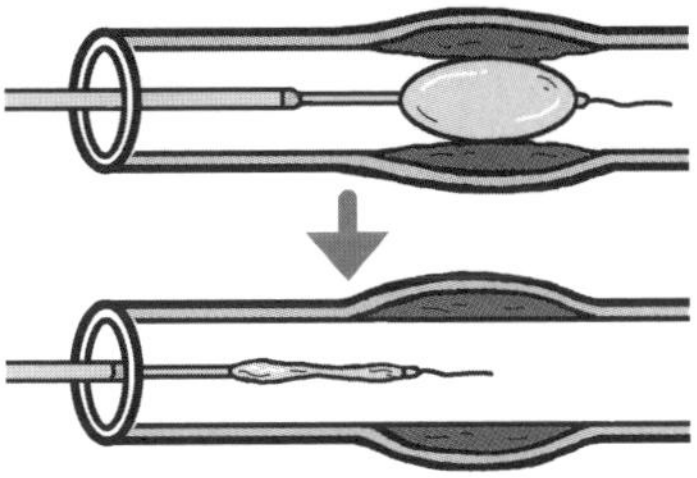

血管が狭くなっているところでカテーテルの先端につけた風船を膨らませ、血管を広げる

ステント法

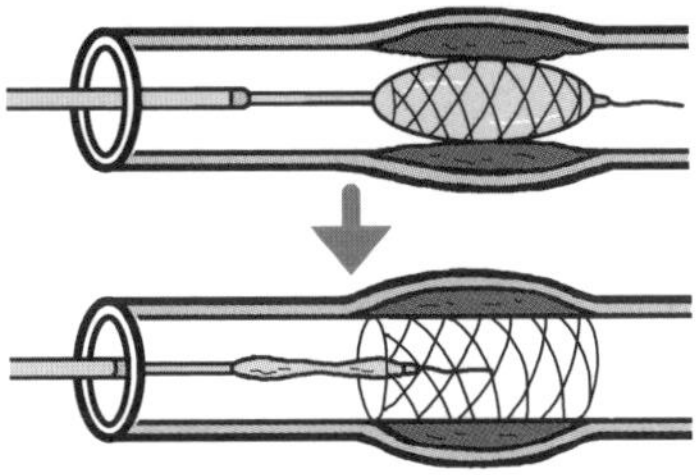

バルーン療法で血管を広げた部分に、金属製の筒（ステント）を残しておく

外科療法（冠動脈バイパス術）

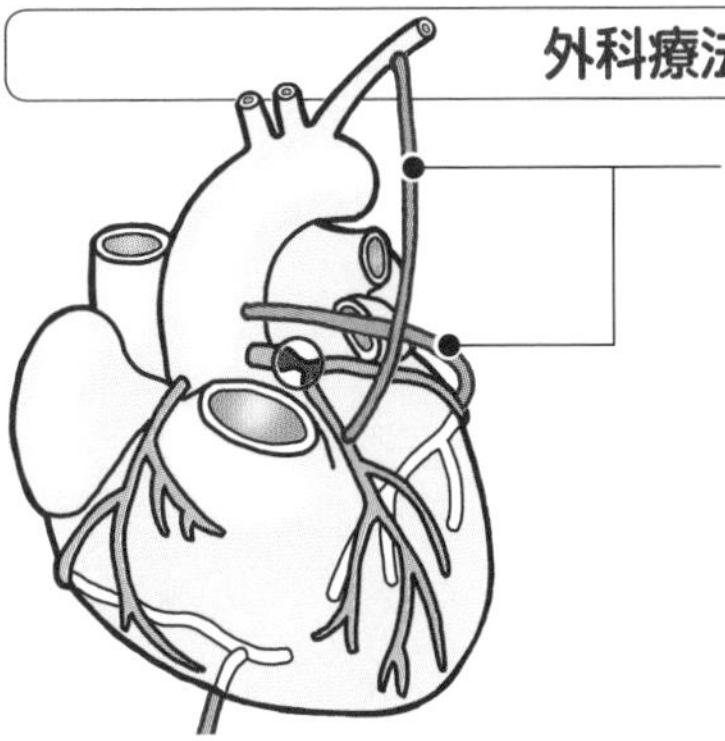

血管が細くなっている部分を迂回するルートをつくる。腕や脚から切除した血管を使ったり、胸や胃の動脈を冠動脈につなげたりする

心臓を守る暮らし

心臓に負担をかけないためには、規則正しい生活を心がけることが基本。生活リズムを一定に保つことで自律神経のバランスが整い、心臓に負担をかける血圧の変動なども抑えることができます。ただし、時間通りに過ごすことにしばられてストレスをため込んでしまったのでは逆効果です。予定をつめこみすぎず、自分にあったペースで過ごすようにしましょう。

急激な気温差は心臓に負担をかける

気温の急激な変化は血圧の上下につながり、心臓に負担をかけます。夏や冬は、室内外の気温差が大きくなりすぎないよう、室温を適度に調節しましょう。入浴の際も熱すぎるお湯は避け、冬は脱衣所も浴室と同じぐらいの室温にしておくのが理想です。体内の水分が不足すると血栓ができやすくなるので、汗をかいたときや入浴の前後には、水分補給も忘れずに。

……… 日常生活の送りかた ………

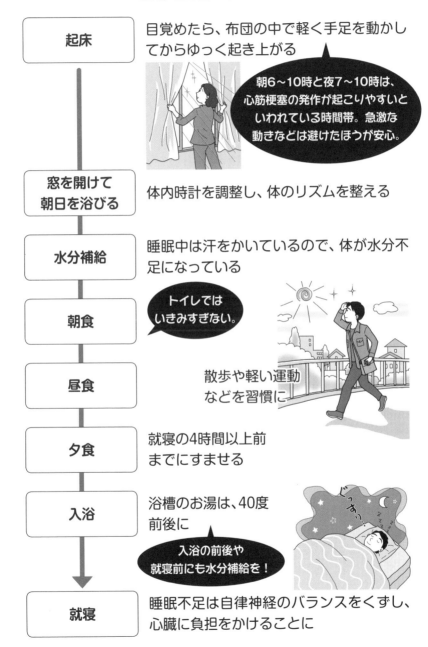

起床
目覚めたら、布団の中で軽く手足を動かしてからゆっくり起き上がる

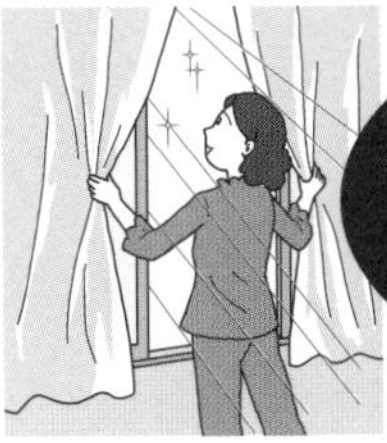

朝6～10時と夜7～10時は、心筋梗塞の発作が起こりやすいといわれている時間帯。急激な動きなどは避けたほうが安心。

窓を開けて朝日を浴びる
体内時計を調整し、体のリズムを整える

水分補給
睡眠中は汗をかいているので、体が水分不足になっている

朝食
トイレではいきみすぎない。

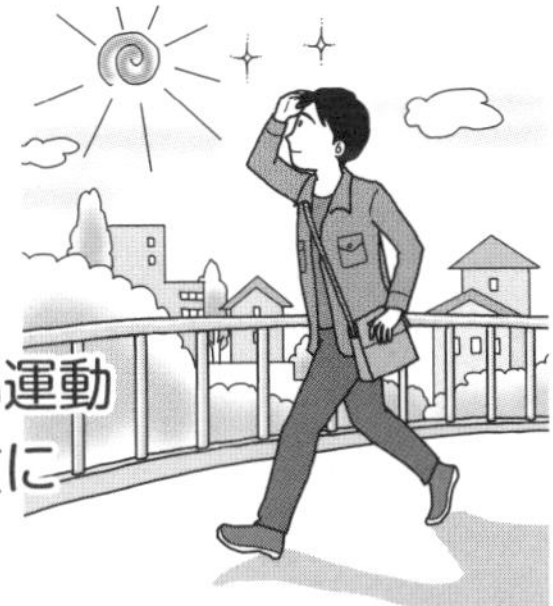

散歩や軽い運動などを習慣に

昼食

夕食
就寝の4時間以上前までにすませる

入浴
浴槽のお湯は、40度前後に

入浴の前後や就寝前にも水分補給を！

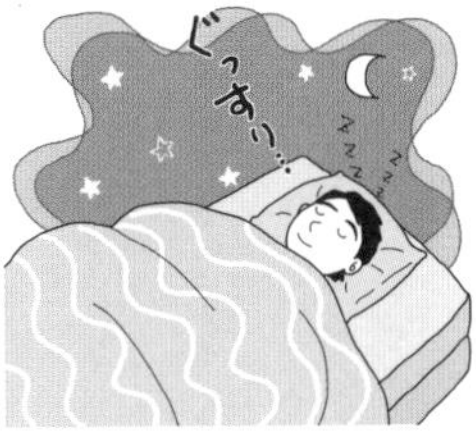

就寝
睡眠不足は自律神経のバランスをくずし、心臓に負担をかけることに

ペースメーカをつけた人の注意点

虚血性心疾患に伴って不整脈が起こる場合、不整脈の治療のために**「ペースメーカ」**と呼ばれる小型の機器を体内に埋め込むことがあります。この処置には手術が必要ですが、局所麻酔で、1～2時間ですむ程度のもので、その日のうちに歩くことも可能です。

必要に応じて電気刺激が発生し、心拍を正常に保つ

ペースメーカの役割は、心筋に電気刺激を与えて拍動を正常に保つことです、心拍数が一定以下になったり心臓の動きが止まったりすると、自動的に電気刺激が発生するしくみになっています。日常生活は普通に送ることができますが、誤作動を防ぐため強い電磁波などは避ける必要があります。また、6カ月ごとの定期点検と数年ごと（期間は作動時間によって異なる）の電池交換も欠かせません。電池交換の際は、簡単な手術が必要です。

ペースメーカを埋め込む方法

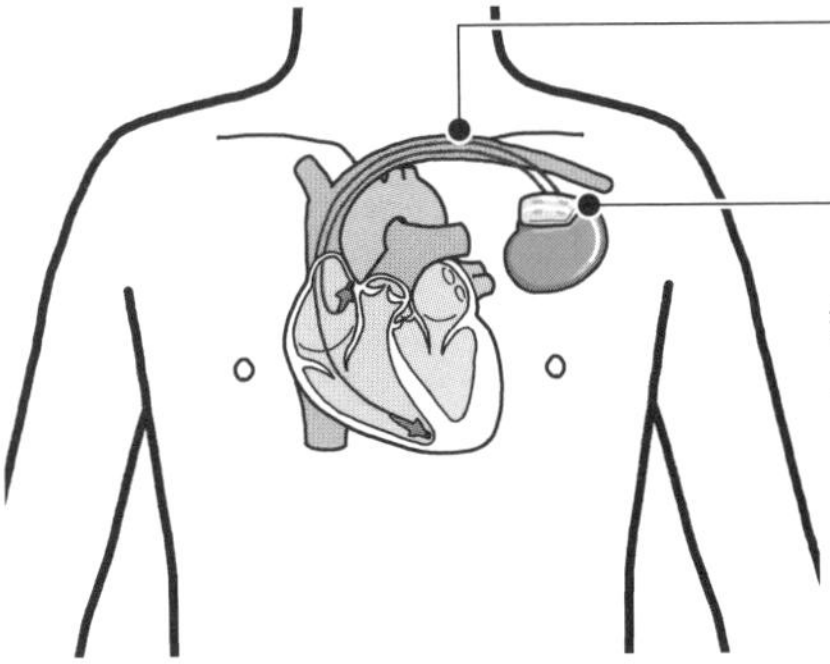
静脈を通して、右心室や右心房にリード線をつなげる
鎖骨の下を3～4センチ切開してペースメーカ本体を埋め込む

・6カ月に一度の定期点検を行う
・数年ごとに電池交換が必要

生活の注意

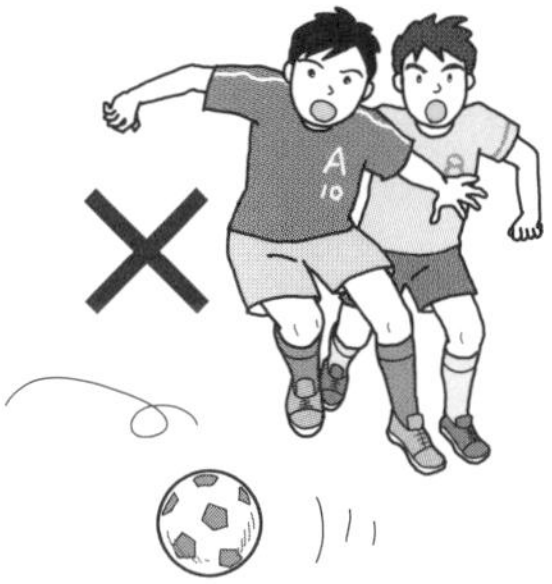

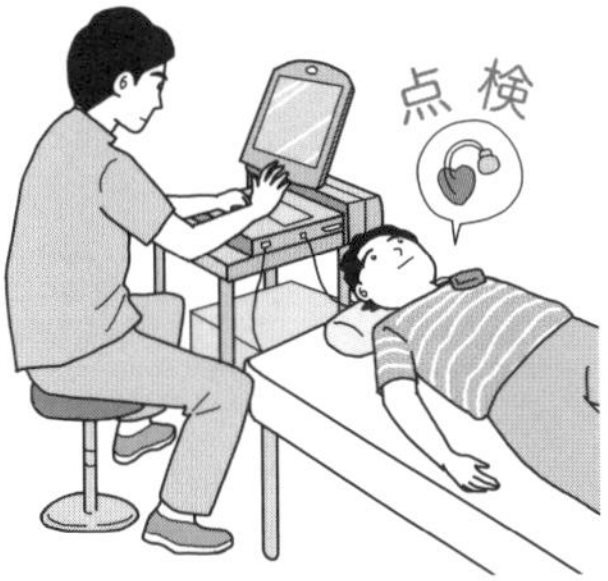

スポーツも通常通りに可能だが、激しい接触のある競技（格闘技やサッカーなど）は避ける

長期旅行などの際は出発前にペースメーカの点検を受け、電池の残量なども確認する

動悸、めまい、ふらつきなどを感じた場合は、その場から離れる。または、使用中の電気機器をペースメーカの埋め込み部から離す。

医療機器の中にはペースメーカに影響を及ぼすものがあるので、病院では事前に医師や看護師に申し出る

体に通電するものや強い電磁波を発生する機器は使用しない

肩凝りなどの低周波治療器、体脂肪計、医療用電気治療、小型無線機　など

心臓を守る心臓リハビリテーション

心臓病の発症後、全身の機能を回復させ、再発や新たな心臓病の発症を防ぐために行われているのが**「心臓リハビリテーション」**です。運動療法を中心に、生活習慣の見直しや食事指導、カウンセリングによる精神面のケアなども含まれている包括的なプログラムです。

入院中の「急性期のリハビリテーション」、退院後の通院期間に行う「回復期のリハビリテーション」に加え、その後も「維持期リハビリテーション」を続けることが再発防止につながります。

継続することで発症前より健康な体に

心臓リハビリテーションには、薬物療法とほぼ同等の効果があることがわかっています。また、運動療法を続けることによって全身の機能が高まり、体力もアップするため、発症前より健康的な生活を送ることも可能になります。

……… 心臓リハビリテーションの内容 ………

禁煙	食事指導	運動療法
社会復帰に関するアドバイス	不安やうつ状態などのケア	日常生活の注意点の見直し

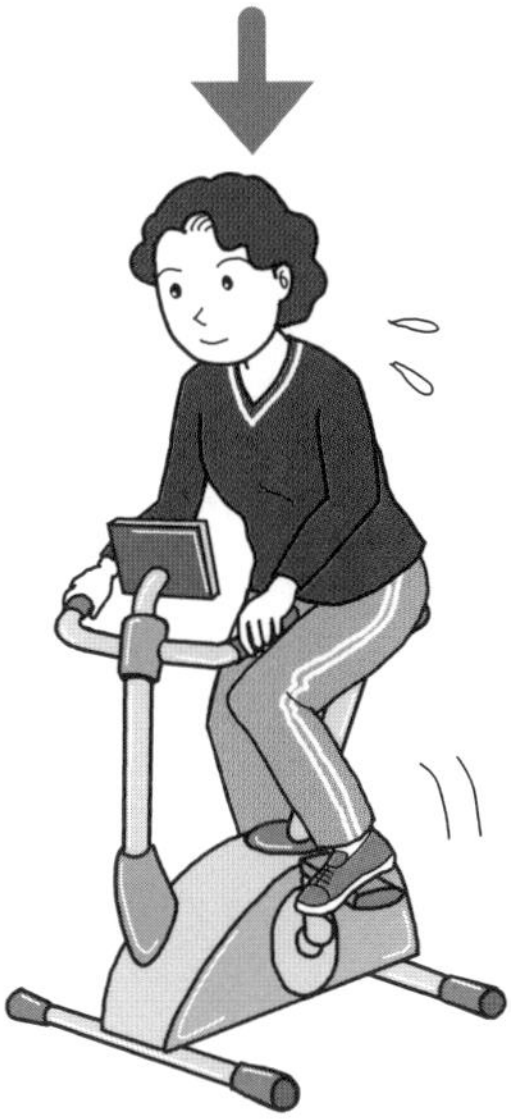

狭心症や心不全の症状が軽くなる	運動能力が高まり、楽に動けるようになる
血管が広がる力や自律神経の働きが高まり、血栓ができにくくなる	動脈硬化の危険因子を減らし、進行を抑える
心筋梗塞の再発や突然死のリスクを下げる	不安やうつ症状が改善される

運動療法の効果と注意

心臓リハビリテーション（92ページ参照）の一環としての運動療法は、通院治療などを終えた後も続けることが大切です。適切な運動によって、体の機能が高まるのはもちろん、肥満や脂質異常症、高血圧、高血糖などの改善を期待することもできます。虚血性心疾患の危険因子が減ることで、再発や新たな心臓病の発症予防に役立つのです。また、体を動かすことでストレスも発散できるため、心の健康を守ることにもつながります。

がんばりすぎないように注意！

運動療法を続けるコツは、無理をせず、安全に行うことです。がんばりすぎると心臓に負担がかかることになってしまうため、逆効果。自分に合った運動量を知り、マイペースで続けていくことが大切です。

運動を安全に続けるポイント

体調がよくないときは行わない

「週に○回」など、自分で決めたルールにこだわりすぎず、体調がよくないときは休む

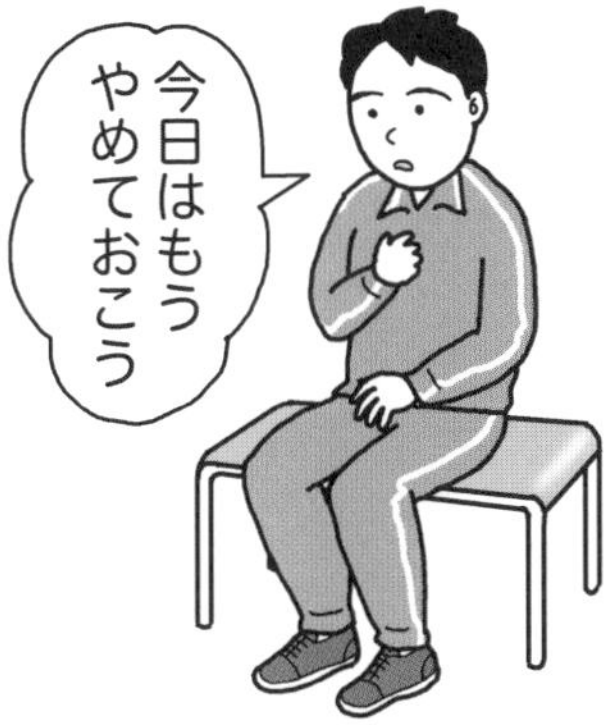
今日はもうやめておこう

空腹時や食事の直後は避ける

運動するタイミングは、食後2時間ほどたってから。空腹時の運動は逆効果になることも

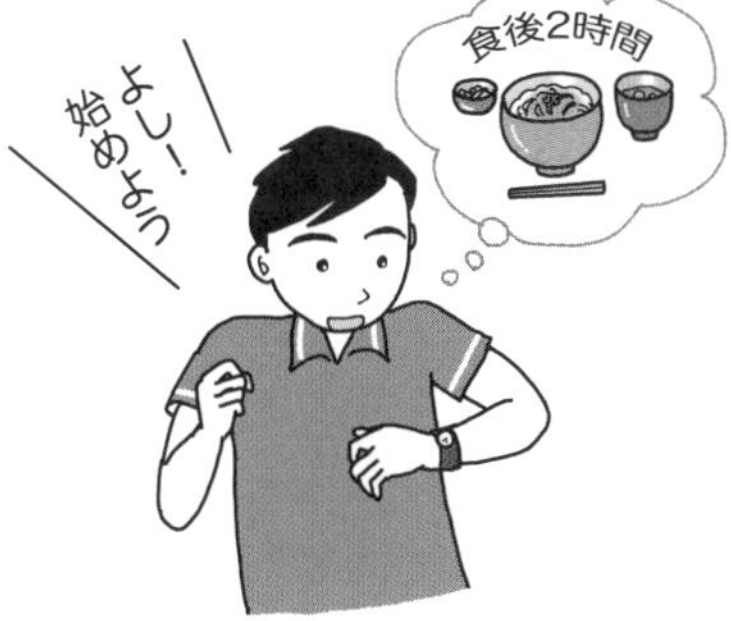
よし！始めよう
食後2時間

天候や環境にあわせて行う

暑さや寒さが厳しいときは無理をせず、室温調節ができる室内での運動などにきりかえる

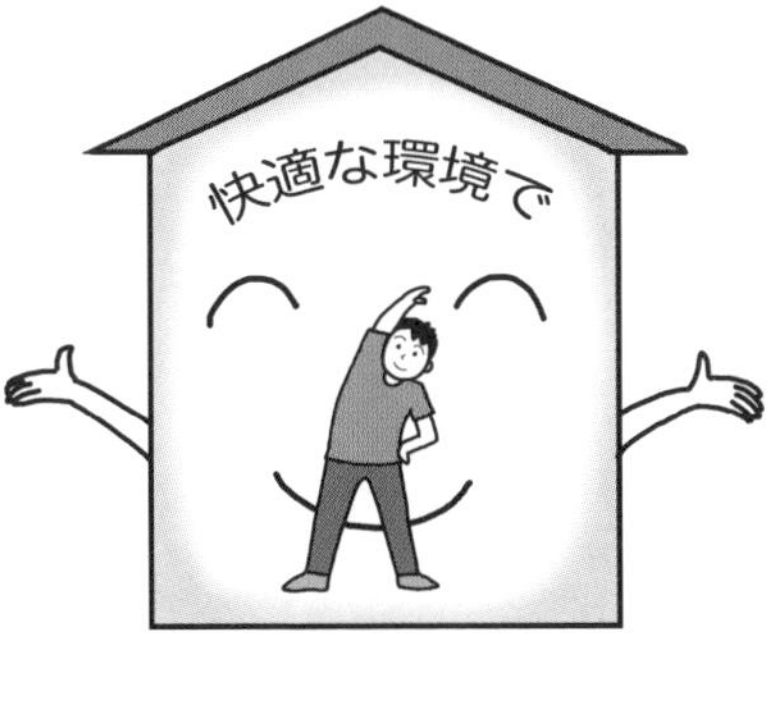
快適な環境で

水分補給を忘れない

脱水を防ぎ、体に熱がこもるのを防ぐため、運動の前後に、それぞれコップ1杯程度の水を飲む

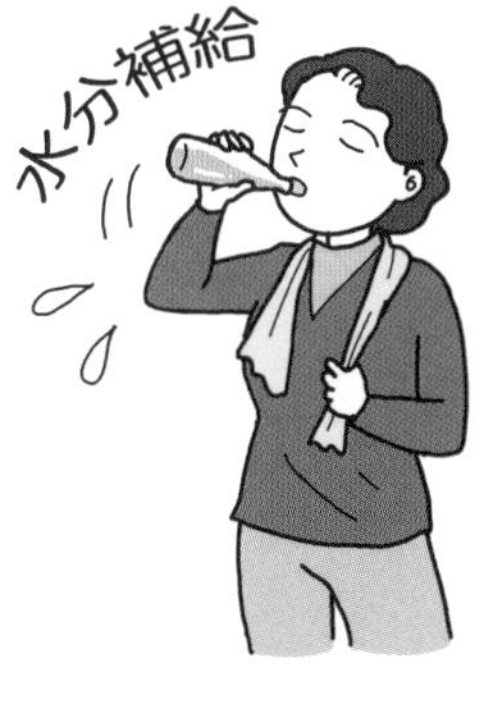
水分補給

心臓を守るのに適した運動

心臓病の維持期の運動療法として適しているのは、「**有酸素運動**」「**ストレッチング**」「**レジスタンストレーニング**」の3種類です。有酸素運動とは、体に酸素をとり入れながら行う運動のこと。おすすめは、ウォーキングやサイクリング。大きな筋肉をリズミカルに動かすため、全身の血行を改善する効果が期待できます。

3種類の運動を組み合わせるのが理想

レジスタンストレーニングとは、いわゆる「筋トレ」のこと。筋力をつけて運動を続けやすい体をつくるほか、基礎代謝（動いていないときにも使われるエネルギー）も高まるので、虚血性心疾患の危険因子を減らすことにもつながります。ストレッチングは筋肉を伸ばし、関節の動きをスムーズにするもの。運動する際、準備運動や整理運動として行うのがおすすめです。

おすすめの有酸素運動

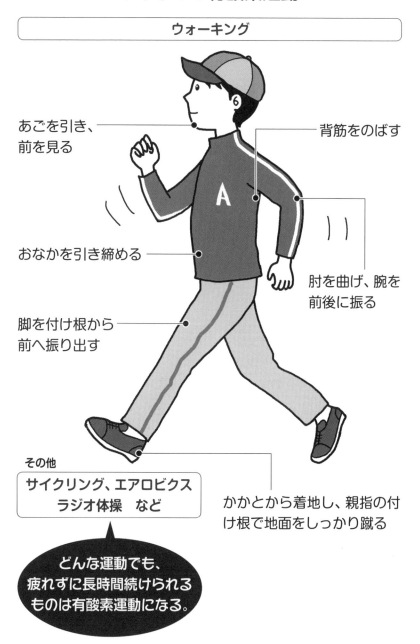

ウォーキング

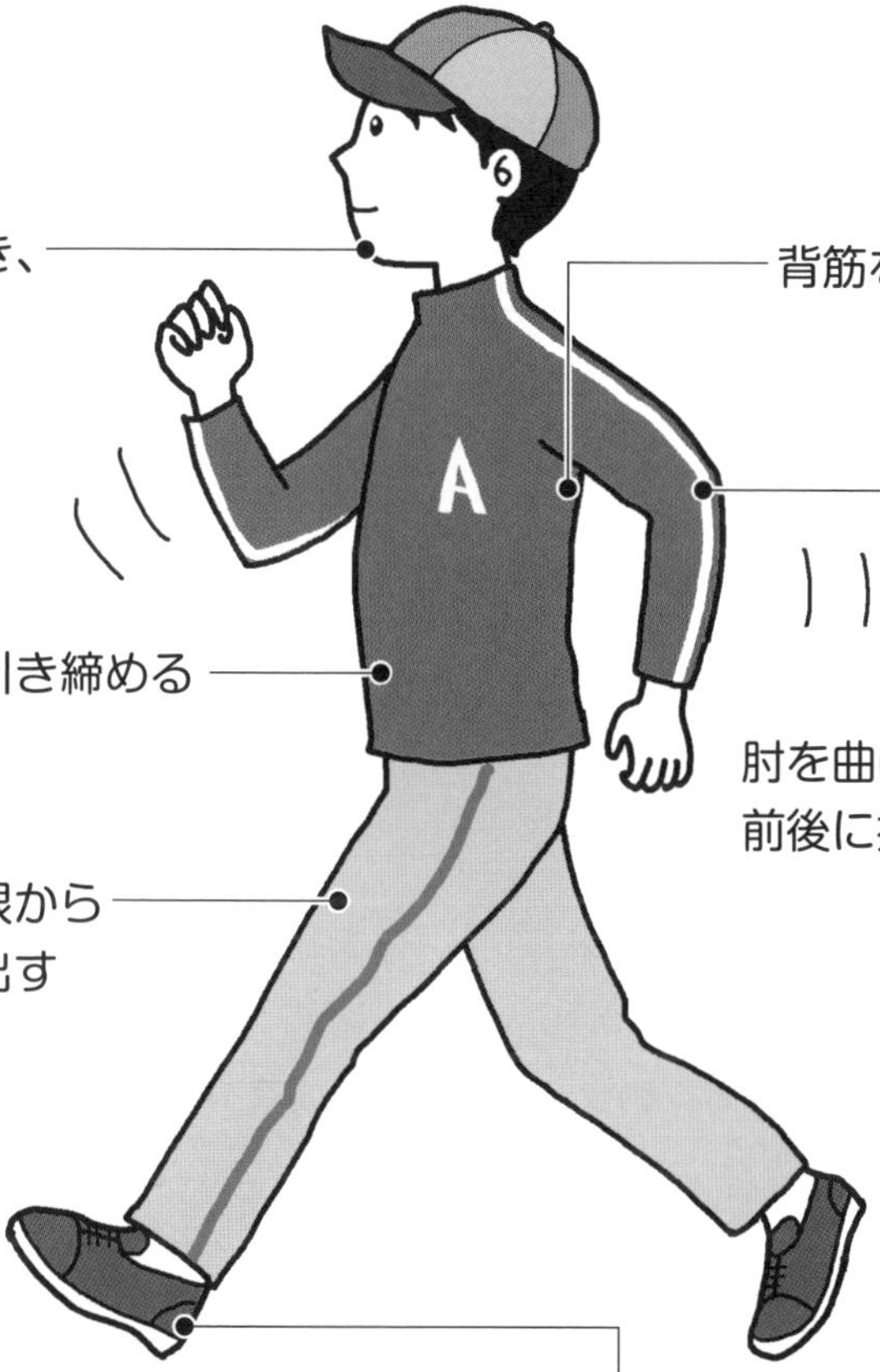
あごを引き、
前を見る
背筋をのばす
おなかを引き締める
肘を曲げ、腕を
前後に振る
脚を付け根から
前へ振り出す
かかとから着地し、親指の付
け根で地面をしっかり蹴る

その他

サイクリング、エアロビクス
ラジオ体操　など

**どんな運動でも、
疲れずに長時間続けられる
ものは有酸素運動になる。**

レジスタンストレーニングの例

運動する際のポイント

・反動をつけず、呼吸を止めずに行う
・力を抜くときもゆっくりと
・それぞれ5～10回を目安に行う

腹筋をきたえる

安定した姿勢で椅子に座り、下腹部に力を入れて両足を浮かせる。5～10秒キープして元に戻す

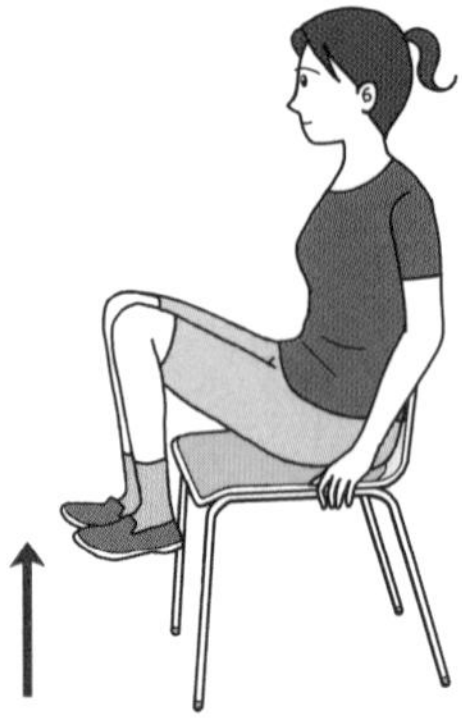

ふくらはぎの筋肉をきたえる

足を軽く開いて立ち、ゆっくりとつま先立ちになる。5～10秒キープして元に戻す

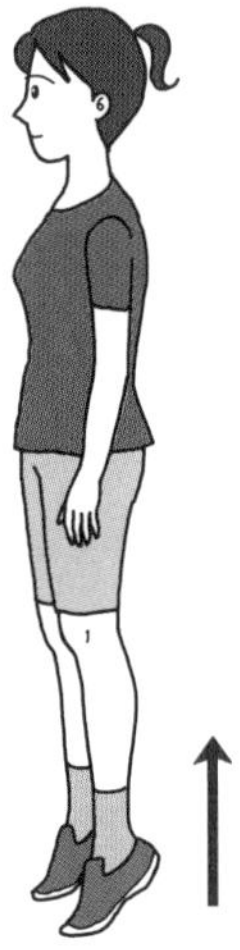

腕と胸の筋肉を鍛える

胸の前で左右の手のひらを合わせて押し合う。5～10秒キープして元に戻す

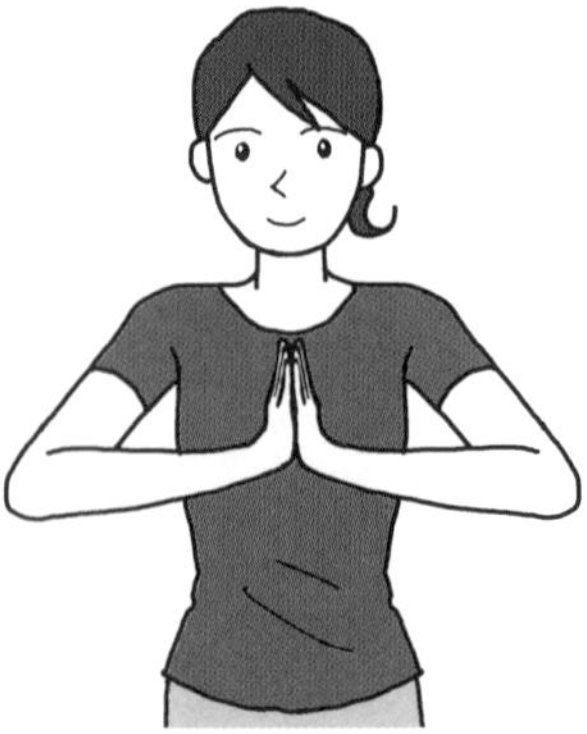

おしりの筋肉を鍛える

あおむけに寝てひざを曲げ、両腕は伸ばして体の両側に。ゆっくりと腰を浮かせ、5～10秒キープして元に戻す

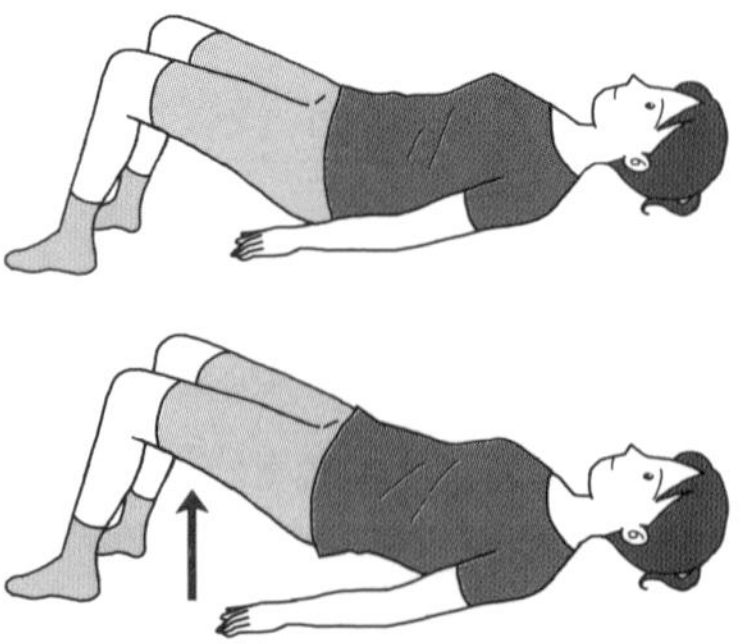

ストレッチングの例

運動する際のポイント

・反動をつけず、ゆっくりと息を吐きながら行う
・気持ちよく感じるところまで伸ばし、15秒ほどキープする

上半身

あぐらをかくように床に座る。両手を組んで頭上に上げ、上半身を伸ばす

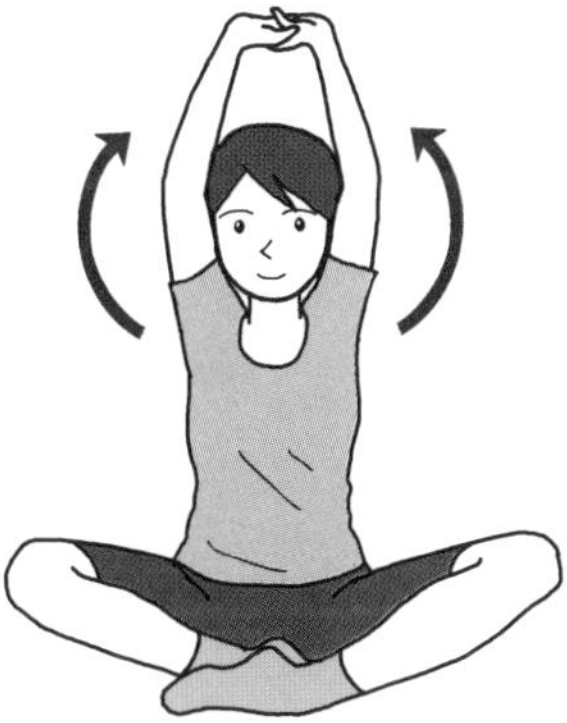

腰

仰向けに寝て両ひざを曲げる、両腕は伸ばして肩の高さで左右に広げる。右肩を床につけたまま、両足を左側へ倒す。反対側も同様に

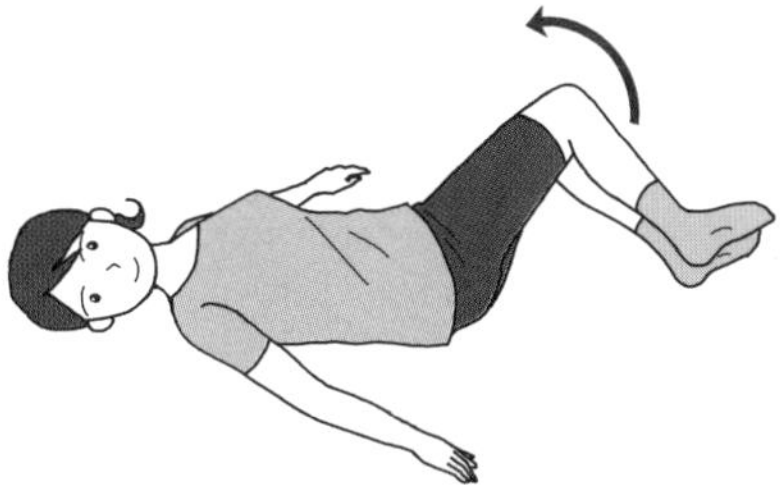

太ももの裏

脚を広げて床に座り、片方の足を曲げる。伸ばした脚のひざに両手をおき、状態を倒す、反対側も同様に

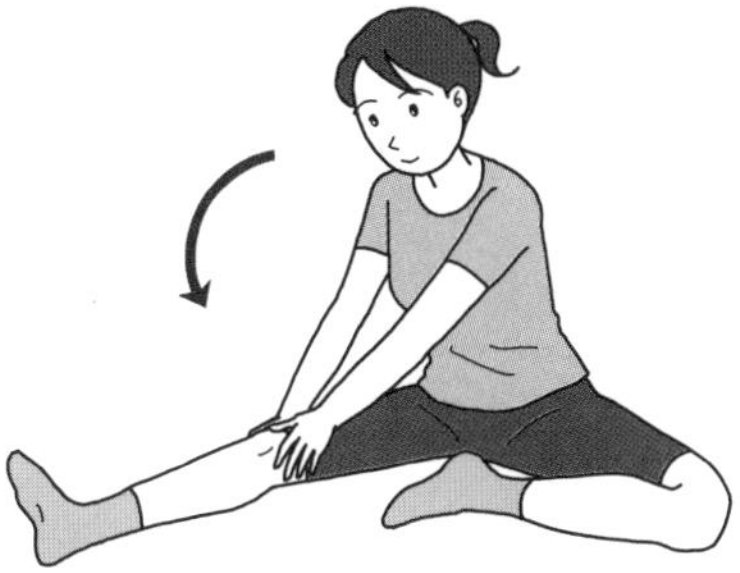

おしり

仰向けに寝て、両ひざを曲げて脚を上げる。両腕で脚をかかえ、胸のほうへ引き寄せる

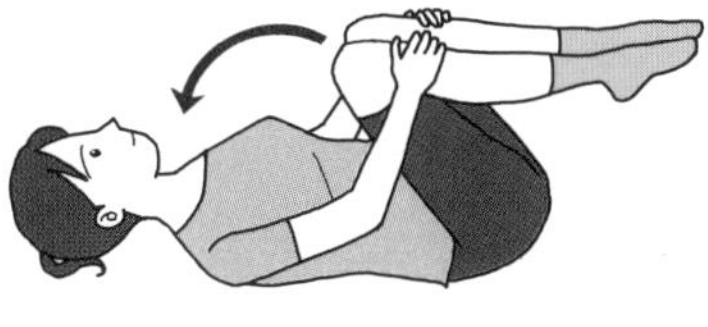

準備運動と整理運動の例

運動する際のポイント

・運動療法を安全に行うために準備運動（ウォームアップ）と整理運動（クールダウン）は必ず行う
・それぞれ5～10回を目安に行う

ひざの曲げ伸ばし

両手をひざに置いて、ゆっくりひざの曲げ伸ばしをする

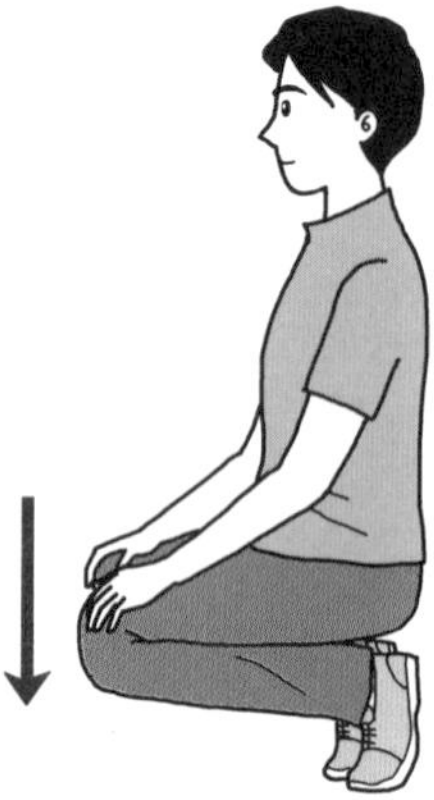

前屈・後屈

上体を前に倒し、さらに腰を反らして後ろに倒す

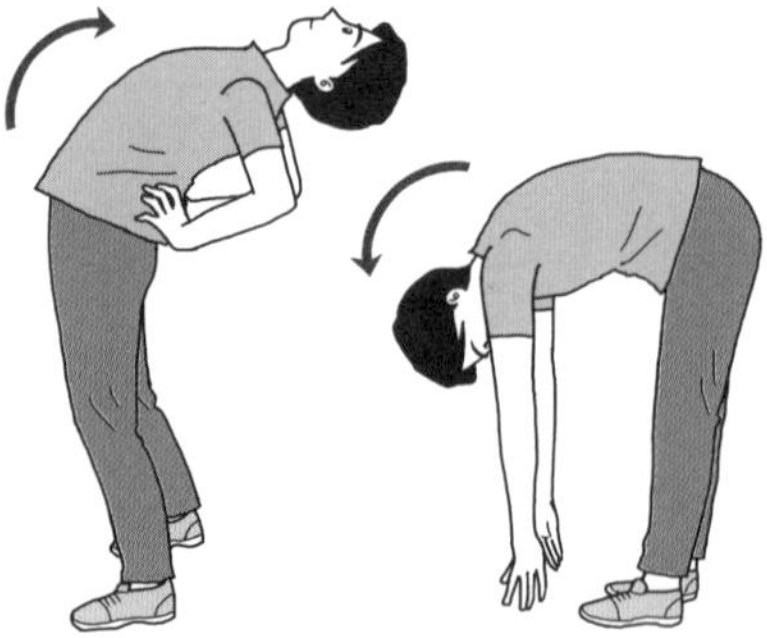

体側を伸ばす

片方の腕を頭上に伸ばし、上体を横に倒して体側を伸ばす

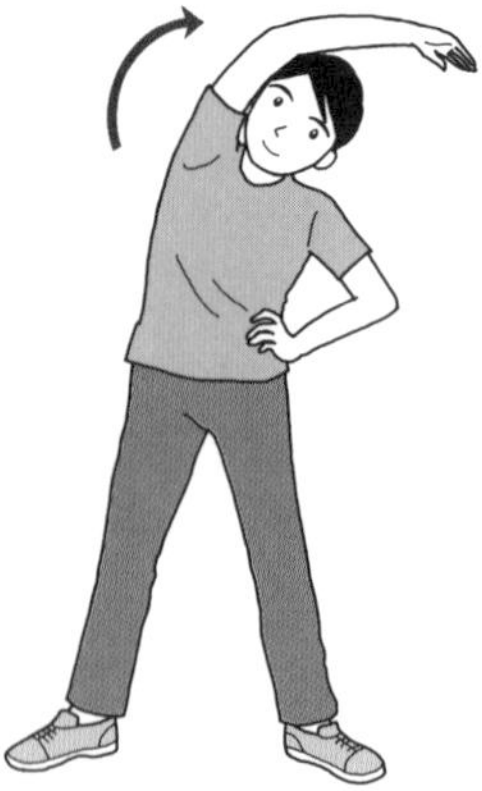

アキレス腱を伸ばす

片方の足を1歩前に出し、後ろ側の足のアキレス腱を伸ばす。反対も同様に行う

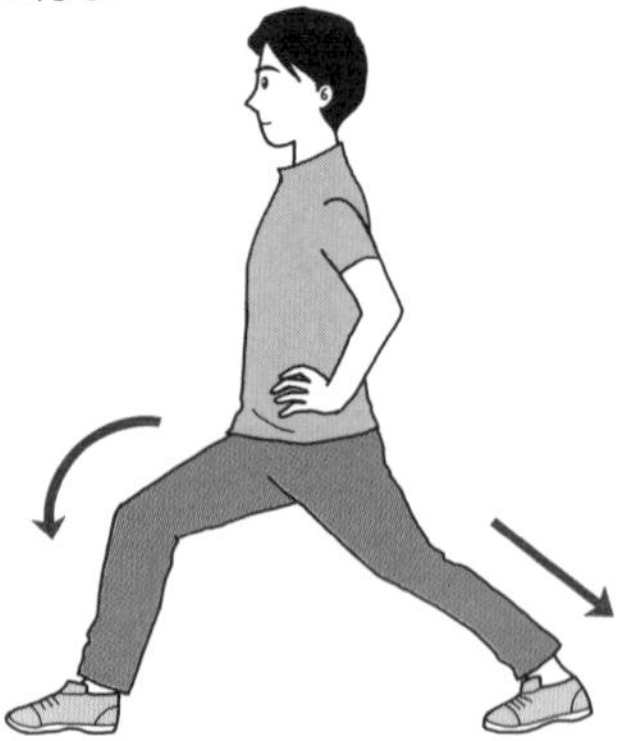

第5章

寝たきりを招く、脳卒中を予防する!!

脳卒中は大きく分けて3種類

脳卒中は、脳の血流に障害が起き、脳の機能が妨げられて起きる疾患のことです。「**脳血管障害**」とも呼ばれ、大きく3つに分けられます。最も多いのが、脳の血管が詰まったり狭くなったりする「**脳梗塞**《のうこうそく》」、次に脳の血管が破れる「**脳出血**《のうしゅっけつ》」、そして脳の血管の出血が、脳を覆うくも膜の内側にたまる「**くも膜**《まく》**下**《か》**出血**《しゅっけつ》」です。

予防が何より大事

脳卒中は日本人に多く見られ、だれでもかかる可能性がある怖い病気の1つですが、最近では効果のある注射薬も出てきました。治療が早ければ早いほどその後の経過がよくなることもわかっています。といっても、予防がいちばんなので、脳出血の原因となりやすい高血圧などの生活習慣病があれば治療し、運動不足や過度の飲酒、喫煙などについても見直しましょう。

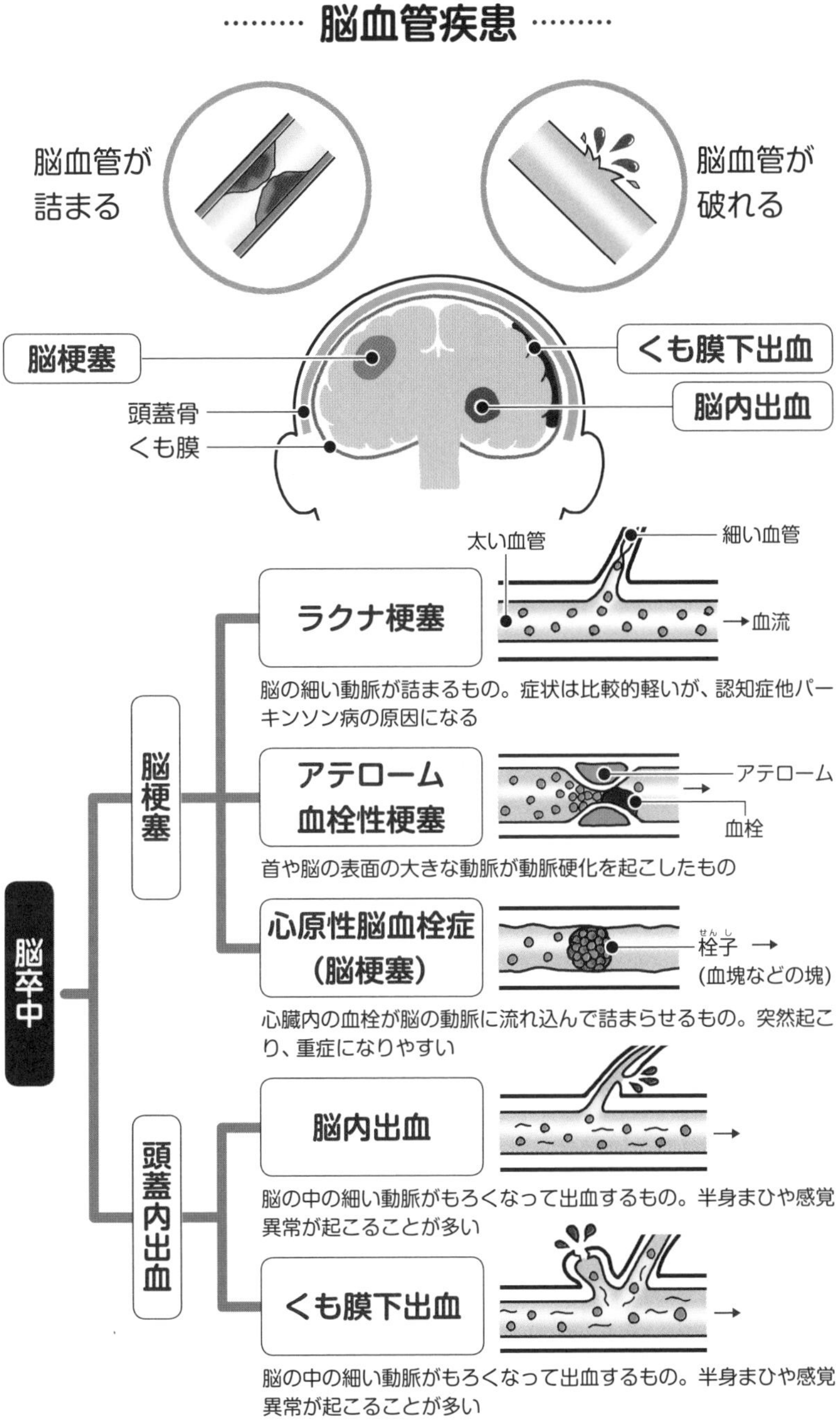
脳血管疾患
脳血管が詰まる
脳血管が破れる
脳梗塞
頭蓋骨
くも膜
くも膜下出血
脳内出血
脳卒中
脳梗塞
頭蓋内出血
ラクナ梗塞
太い血管
細い血管
血流
脳の細い動脈が詰まるもの。症状は比較的軽いが、認知症他パーキンソン病の原因になる
アテローム血栓性梗塞
アテローム
血栓
首や脳の表面の大きな動脈が動脈硬化を起こしたもの
心原性脳血栓症（脳梗塞）
栓子《せんし》
（血塊などの塊）
心臓内の血栓が脳の動脈に流れ込んで詰まらせるもの。突然起こり、重症になりやすい
脳内出血
脳の中の細い動脈がもろくなって出血するもの。半身まひや感覚異常が起こることが多い
くも膜下出血
脳の中の細い動脈がもろくなって出血するもの。半身まひや感覚異常が起こることが多い

寝たきりになりやすい「脳梗塞」

脳梗塞は、脳の血管が細くなったり、血栓ができるなどで血管が詰まり、その先に血液が流れなくなることで起きる病気です。血流が途絶えると数時間以内に脳細胞が死んで、再生は困難なため、後遺症によってさまざまな障害が起きます。

脳梗塞にも3つのタイプ

四肢の機能障害などを起しやすい脳卒中ですが、そのなかでも脳梗塞は一度起きると再発をくり返しやすく、寝たきりなどの重大な後遺症が残る可能性が高いとされています。脳梗塞にも、首や脳の太い血管の内部が細くなり、血栓ができて起こる「**アテローム血栓性脳梗塞**」、脳の細い血管が詰まって起こる「**ラクナ梗塞**」、ほかに心臓でできた血栓が脳の血管を詰まらせて起こる「**心原性脳梗塞**」（110ページ参照）」という3つのタイプがあります。

3つの脳梗塞の特徴

タイプ	原因	特徴
アテローム血栓性脳梗塞	脳の太い血管が詰まって起こる。	動脈硬化(アテローム硬化)で狭くなった太い血管に血栓ができ、血管が詰まるタイプ。高血圧、高脂血症、糖尿病など生活習慣病が主な原因。睡眠中や起きてすぐなど、安静時に起きることが多い。片麻痺や言葉を正しく発声できないなどの症状が見られる。
ラクナ梗塞	脳の細い血管が詰まって起こる。	脳の細かい血管が狭くなり、詰まるタイプ。日本人に最も多いタイプの脳梗塞で、主に高血圧、糖尿病、脂質異常症によって起こる。症状は軽いことが多く、回復も早いが、くり返すと「脳血管性認知症」になる危険も高まる。
心原性脳梗塞	心臓でできた血栓が脳の血管を詰まらせて起こる。	心原性脳塞栓症ともいわれる。心臓にできた血栓が血流に乗って脳まで運ばれ、脳の太い血管を詰まらせるもの。原因として最も多いのは、不整脈の1つである心房細動によってできた血栓が脳まで運ばれるというもの。

ラクナ梗塞・アテローム血栓性脳梗塞が発症しやすい部位

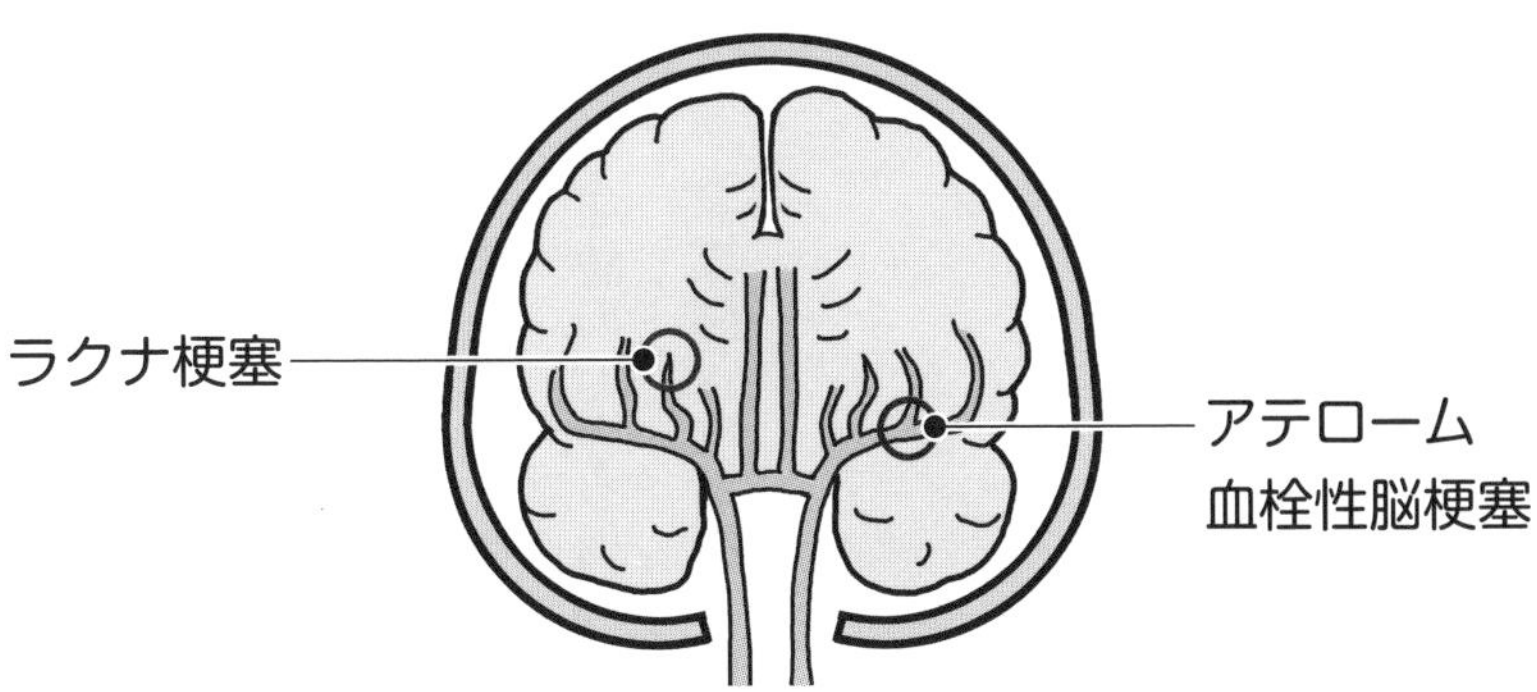

脳の中の細い血管が破れる「脳出血」

脳出血は、高血圧や動脈硬化などが原因で脳の奥の細い血管が破裂し、出血する病気です。出血した血は固まって「血腫《けっしゅ》」となり、周囲を圧迫して機能を低下させます。血腫のできる場所によって症状はさまざまですが、おもなものは頭痛、めまい、吐き気、嘔吐、意識障害などで、ほとんどの場合、前兆はあまりなく、突然発症することが多いようです。

とくに用心が必要なのは真冬と真夏

血圧の急な変化などがきっかけで突然発症することがあるので、入浴中や排便中、また屋内と屋外の温度差が激しい真冬と真夏にとくに注意が必要です。処置が遅れると脳へのダメージも大きくなり、命にかかわることもあります。後遺症の危険を少なくするためにも、発作を起こしたらすぐ治療を受けましょう。

脳出血の例

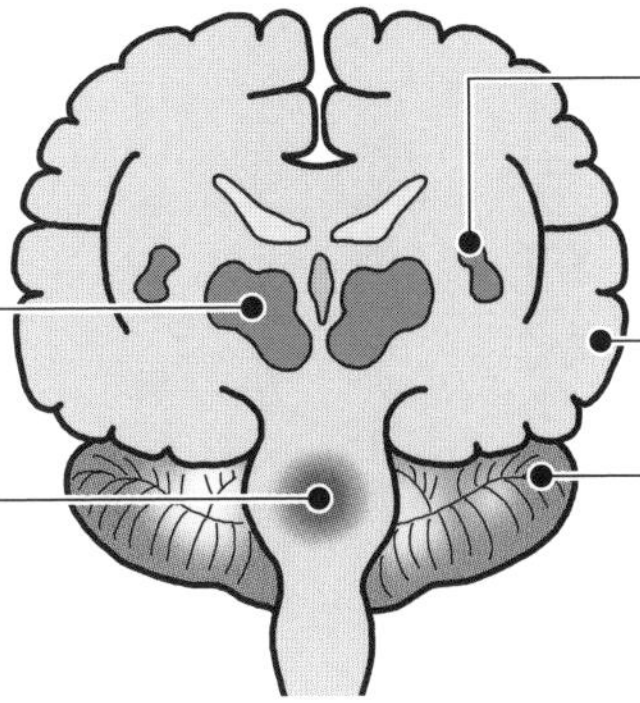

脳出血の部位別の主な症状

出血が起こりやすい部位	主な症状
被殻《ひかく》	頭痛、片麻痺、めまい、手足のしびれ、痛みを感じにくいなどの感覚障害、顔の片側がゆがむ顔面神経麻痺など。重症になると失語症、思ったように動けなくなる失行、対象を認識できない失認などの意識障害も
視床《ししょう》	頭痛、片麻痺、手足のしびれ、顔面神経麻痺、のちに半身の痛みが現れるなどの感覚障害。重症になると意識障害も
小脳	頭痛、嘔吐、突然に起こる回転性のめまい、うまく立てない・歩けないなどの運動失調など
脳幹（橋《きょう》）	突然意識が薄れる、意識がなくなる、呼吸の異常、両手足の麻痺など重症のケースが多くなる
皮質下《ひしつか》	頭痛、感覚障害、半身麻痺、片目や両目の視野の半分が見えなくなる半盲、話せるが人の話が理解できない感覚性失語など

突然死になりやすい危険な「くも膜下出血」

くも膜は脳を覆う3層の髄膜《ずいまく》の1つで、脳に一番近い軟膜とくも膜のすき間（くも膜下腔）には、血管や神経が張り巡らされ、脳脊髄液《のうせきずいえき》で満たされています。この血管が破れ、くも膜下腔に出血するのがくも膜下出血です。おもな原因は脳動脈にできた動脈瘤《どうみゃくりゅう》の破裂で、出血が多いと、頭蓋骨内部の圧力が高まり、呼吸が止まったり、血液の循環が悪くなる恐れがあります。

重症の場合は、頭痛の直後、倒れて死亡する危険もある

くも膜下出血は男性より2倍ほど女性に多く発症し、40代以降にはさらにリスクが高まります。突然「バットで殴られたような」激しい頭痛が襲い、吐き気や意識障害があることも。高血圧や飲酒、喫煙、加齢、動脈硬化のほか、遺伝的な素因も原因の1つと考えられるので、家族にくも膜下出血を起こした人がいる場合は、とくに注意が必要です。

くも膜とは?

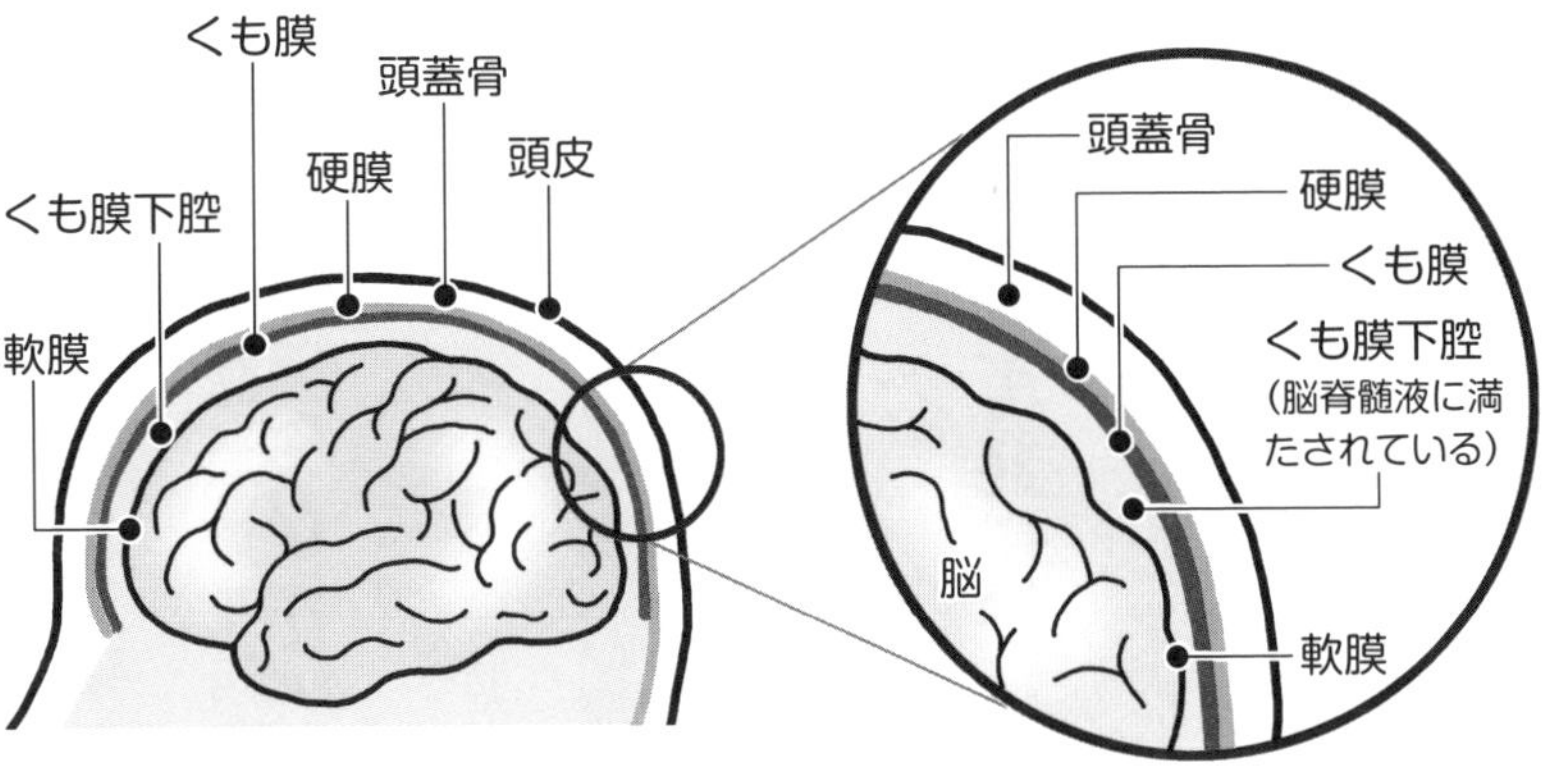

くも膜下出血の症状

突然の激しい頭痛

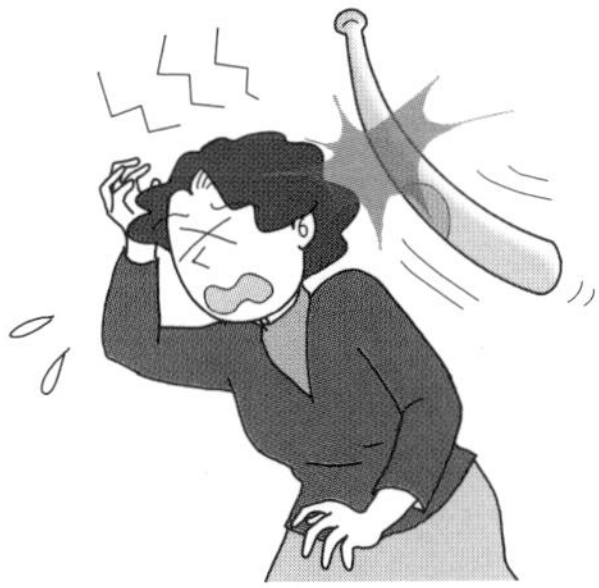

意識がもうろうとしたり意識を失う意識障害

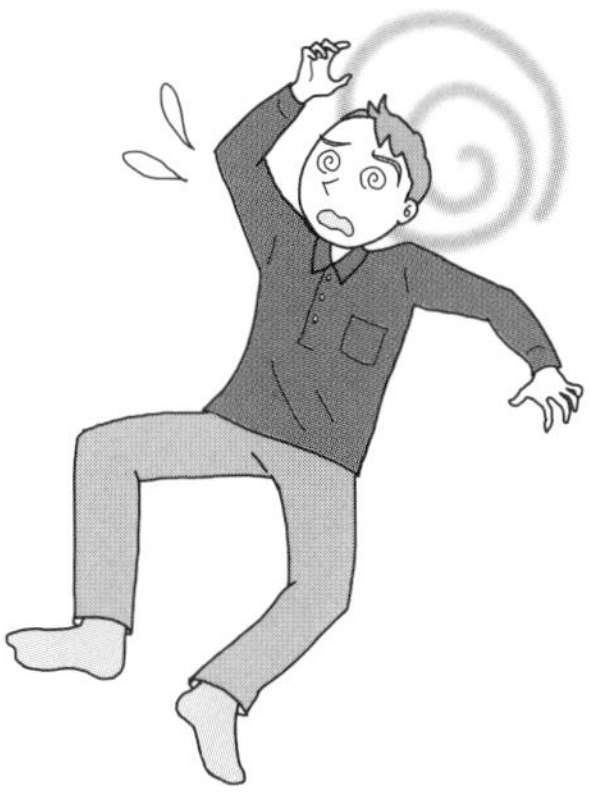

嘔吐

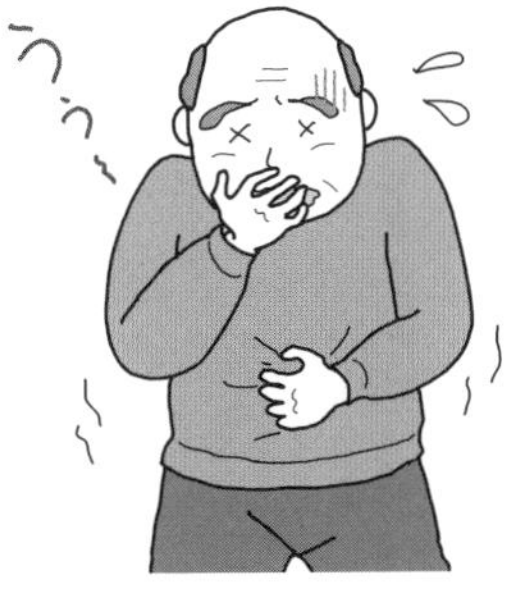

症状が軽い場合、前触れ頭痛という軽い頭痛が数回起こることもある。くも膜下出血と気づかないことがあるので、これまで経験したことのない痛みが突然起こったら、できるだけ早く病院へ。

心臓でできた血栓が脳梗塞の原因になることもある

脳梗塞には、脳の血管が詰まったり細くなる「アテローム血栓性脳梗塞」や「ラクナ梗塞」のほかに**「心原性脳梗塞（心原性脳塞栓症）」**があります。心房細動や不整脈などが原因で心臓にできた血栓が脳に運ばれるもので、脳梗塞の15～20％を占めるといわれます。徐々に進行して起こる他の脳梗塞とは違い、突然発症するのが特徴で、多くの場合、行動している日中に発症します。

重症化と再発に注意

心臓にできる血栓は大きくて溶けにくいため、脳の太い血管を一気に詰まらせることが多く、重症化しやすく、死亡率も高くなります。代表的な症状は、体の左右どちらかが麻痺したりしびれたりする片麻痺で、失語、失行、失認などの障害が重なって現れることもあります。梗塞の範囲も広く、再発の危険も高いため、脳梗塞のなかでも危険性の高い病気です。

心原性脳梗塞の原因

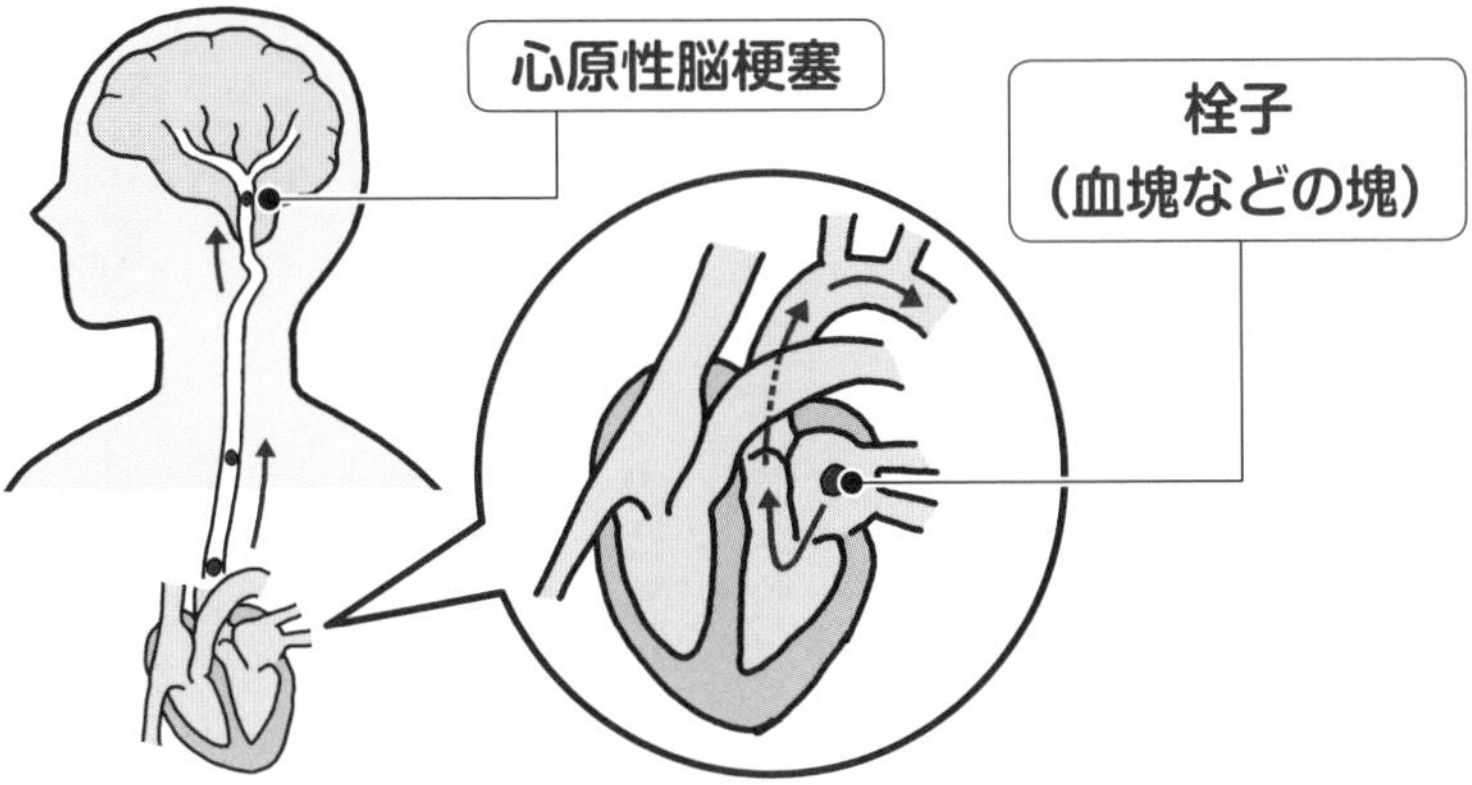

心原性脳梗塞の症状

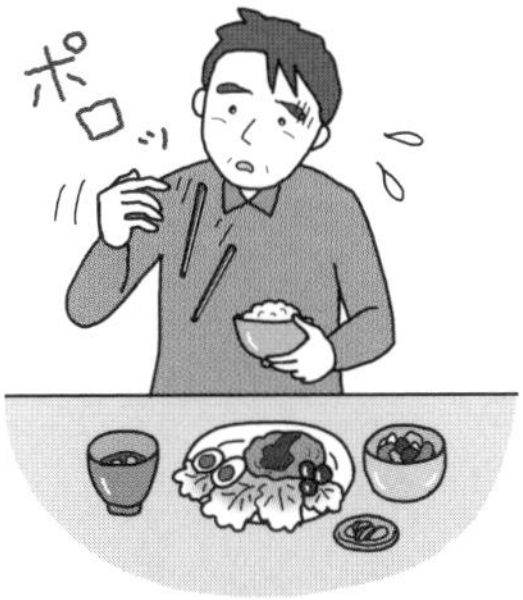

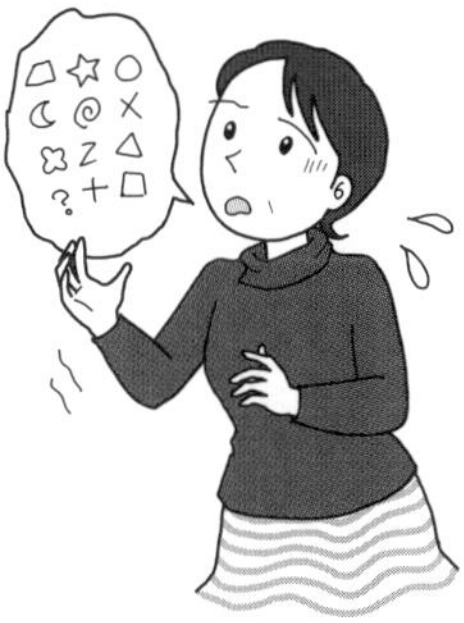

左右の手足どちらかに力が入らなくなったり、しびれたりする。顔の同じ側に麻痺が現れることもある

うまく話すことができない、言い間違いが多く聞いたことを理解できない、物の名前が出てこない、「聞く、読む、話す、書く」のすべてがうまくできないなどのタイプがある

・日常使うものが正しく使えないなど、行おうとするのと違うことをしてしまう
・知っている人の顔やもの、左右がわからない、片側の空間にあるものを無視するなど

脳卒中の急性期の治療

脳卒中の治療は発症後、1分1秒を争います。とくに脳梗塞は血管が詰まってから時間がたてばたつほど脳組織が壊死する範囲が広がるので、発症から6時間以内に適切な治療を受けられるかどうかで後々の状態が変わってきます。発症から1～2週間くらいの間の急性期の治療、とくに後遺症を残さないためにも発症から3～6時間以内の「**超急性期**」の対応が重要になります。

超急性期・急性期の治療の目的

超急性期の治療は、救命と、血栓を溶かして血流を再開させ、まだ完全に壊死していない脳細胞を少しでも多く回復させることを目的としています。超急性期のあとは、救命のほか脳の損傷を抑え、できるだけ後遺症を残さないようにすることを目的とします。脳梗塞後に出現する有害な物質を除去し、脳のむくみを抑える、血栓ができるのを防ぐなどの治療方法がとられます。

脳卒中の急性期の主な治療

	およその期間	治療の目的	治療法
脳梗塞	1～2週間	救命、後遺症を残さないための処置、合併症対策	・血流再開のための内科的もしくは外科的治療 ・症状を悪化させないための薬物療法
脳出血		救命、二次的な脳損傷の回避、合併症対策	・血圧を下げ、脳浮腫を抑える内科的治療 ・血腫を除去する外科的治療
くも膜下出血		救命、再破裂防止、脳血管の痙攣や水頭症に対する処置	おもに外科的治療

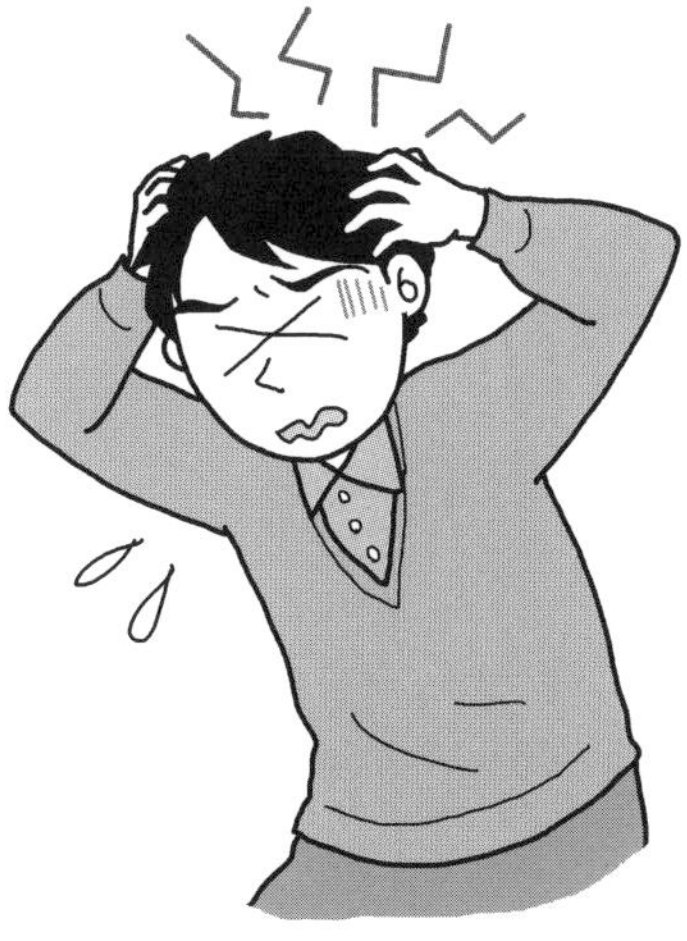

再発予防のための治療

脳卒中の発症から1カ月ほどたって、病状が安定し始めた「**慢性期**」の治療は、後遺症の改善や再発予防をいちばんの目的としています。

再発予防のため投薬や外科手術も

脳梗塞の場合は、血栓ができにくいようにするための薬物治療、リハビリテーション、また高血圧や糖尿病、喫煙などの問題があれば、その治療が主になります。再発の危険性が高い場合は出血の原因となりやすい脳動脈奇形や動脈瘤の予防的な手術が行われることもあります。脳出血とくも膜下出血の場合は、再発を防ぐために血圧のコントロールのほか、脳梗塞と同じく高血圧や糖尿病の治療が中心になります。脳梗塞やくも膜下出血で手術を受けた場合でも、安心せず、定期的に検査を受けていくことが大切です。

脳卒中の慢性時に行う再発予防のための治療

脳梗塞の慢性時の治療

・薬物治療（抗血小板剤や抗凝固剤による再発予防）
・危険因子の治療（高血圧、糖尿病、脂質異常症、喫煙などの改善）
・外科手術（頸動脈内膜剥離術、ステント留置術、バイパス手術など）
・リハビリテーション
・退院後も機能訓練を続ける
・定期検査

脳出血の慢性時の治療

・血圧の管理（高血圧にならないため禁煙も）
・リハビリテーション
・生活習慣病（脂質異常症、糖尿病）の治療

くも膜下出血の慢性時の治療

・血圧の管理（高血圧にならないため禁煙も）
・生活習慣病の治療
・リハビリテーション
・定期検査（動脈瘤ができたり手術部位の再破裂もあるのでとくに大事）
・外科手術

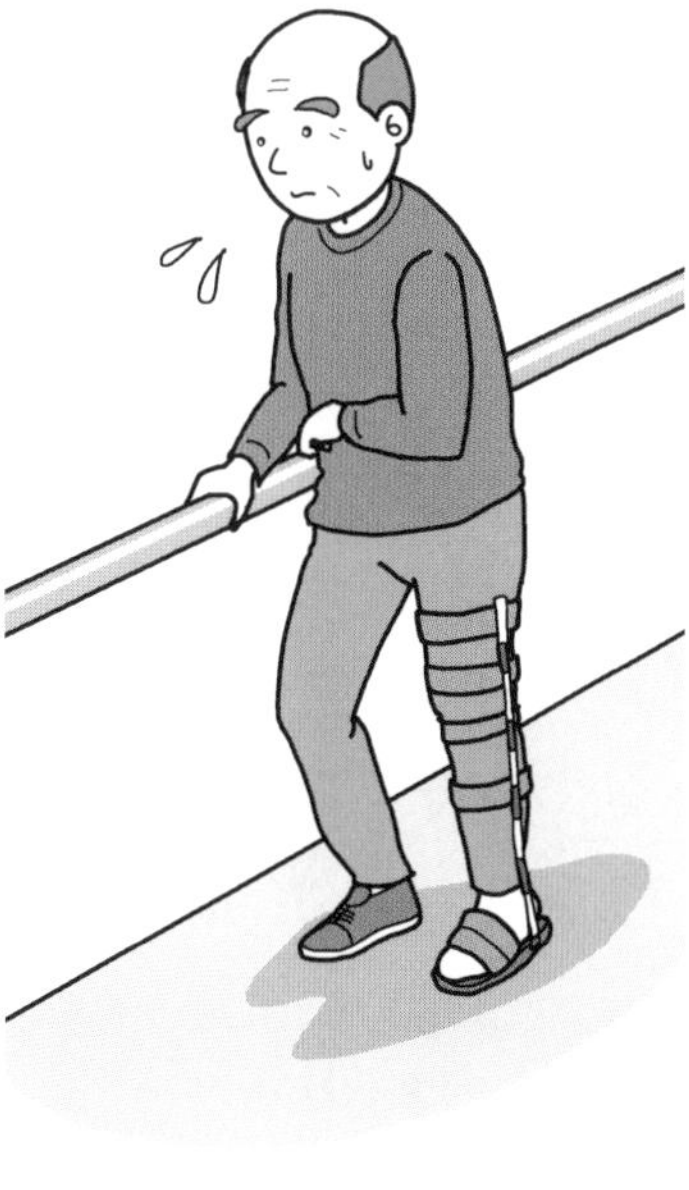

脳卒中で出やすい後遺症

脳には大脳、小脳、脳幹があり、それぞれの役割があります。大脳は脳の8割を占め、手足の動き、感覚、思考、記憶、言葉の理解などにかかわっています。脳卒中で血流が滞ると、その部位の細胞が傷ついたり死滅するため、治療で出血や血管の詰まりがなくなっても、後遺症が残ることがあります。後遺症の種類や程度は、部位と損傷の程度で異なります。

後遺症の種類

後遺症でもっとも多く見られるのは、「麻痺」といって筋肉の随意的な運動機能が低下したり、知覚喪失または鈍麻するものです。そのほかにも多くの後遺症の可能性があります。精神障害、感覚麻痺、失語症、日常的な動作がうまくできない失行、失認、食事や排せつの際に障害が起こる場合もあります。

……… 脳卒中の主な後遺症 ………

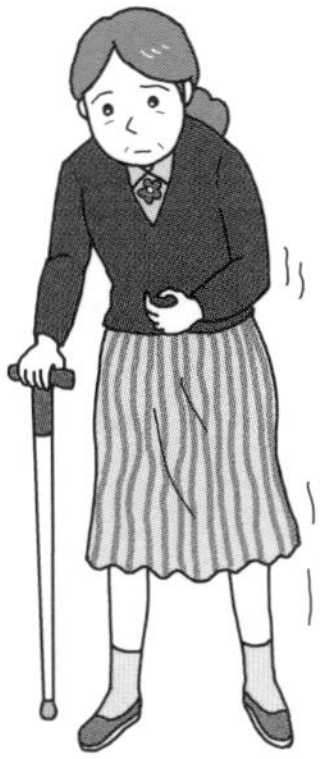

運動麻痺

体の片側だけにしびれ、麻痺が起こる

失語症

言いたい言葉がなかなか出てこない、物を見ても名前が出てこない、自分や相手の言葉を正しく理解できない、言葉を言い間違える

失行

物の名前や用途はわかるのに適切に使えない、言葉で指示された動作ができない、服を正しく着られない

記憶障害

体験したこと、料理のしかた、一般的な知識が思い出せない

感覚麻痺

体の感覚がにぶくなり、電気あんかなどでの低温やけどをする。物にぶつかって骨折や脱臼を起こす。痛みを感じにくいので、褥瘡《じょくそう》（床ずれ）を起こす危険がある

視覚障害

左右どちらかの視野が欠ける、物が二重に見える

失認

見たもの、聞いた音、触れたもの、自分のいる場所、視野の片側にあるもの、自分の麻痺やしびれを認識できない

精神的な後遺症

感情が不安定になる、いい睡眠ができなくなる、うつ状態になる、突然大声で叫ぶ

そのほか

- ものをうまく飲み込めない嚥下障害
- 尿意を我慢できない、また尿意を感じられないための頻尿・尿失禁

二次的な後遺症（廃用症候群）によって招く「寝たきり」

脳卒中の急性期にリハビリをしっかり行わなかったり、その後の慢性期や退院後にリハビリが不十分だったりすると、心身の機能が衰える「**廃用症候群**《はいようしょうこうぐん》**（生活不活発病）**」になる危険があります。症状はさまざまですが、発症すると体を動かしにくくなり、そのためますます症状が進行するという悪循環に陥る危険があります。

体を動かすことが大事

筋肉が衰える、骨がもろくなる、関節の動きが悪くなる、心肺機能が低下するなどの症状が現れ、重症化すると、内臓機能の低下や精神面でも影響を受けます。寝たきりになってしまうことも考えられるので、リハビリはもちろん、趣味や家事など日常生活の中で少しでも、身体を動かすように心がけましょう。

廃用症候群の主な症状

体への影響

・筋肉が衰える
・関節の動きが悪くなる
・骨がもろくなる
・立ち上がるとふらつく
・誤嚥性肺炎が起きやすくなる
・血栓ができやすくなる
・心肺機能が低下する
・神経が圧迫され麻痺が起きる
・褥瘡（床ずれ）ができやすくなる　など

＋

精神的な影響

・精神的に落ち込む
・今がいつなのか、ここがどこなのかわからなくなる
・目に見えないものが見え、言葉遣いや行動が混乱してくる　など
・もの忘れ

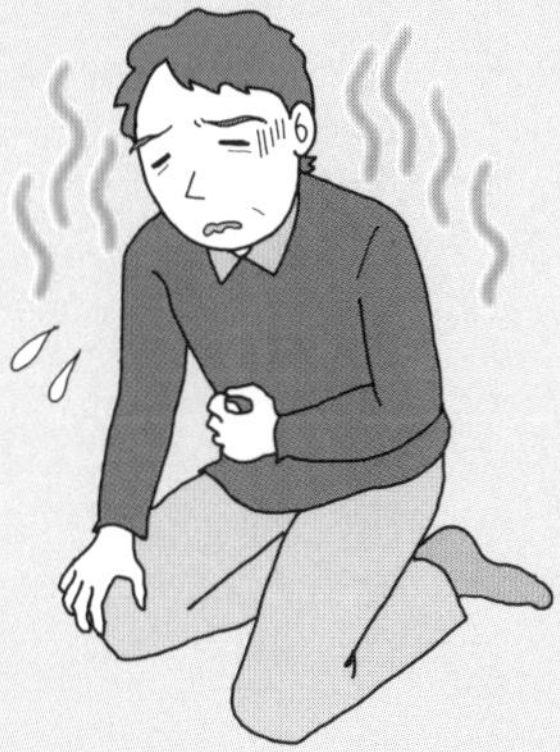

↓

結果、認知症が進む

身近な人が脳卒中で倒れたときの応急処置のしかた

脳卒中は発症後の処置でその後の病状が大きく変わります。時間との戦いになるので、頭がひどく痛い、身体の片側がしびれる、ものが二重に見える、片目が見えにくいなどと訴えられ、さらに顔に麻痺が見られる、体がふらついてうまく立てない、舌がもつれてうまく話せないようだと感じたら、様子を見ることをせず、すぐに救急車を呼びましょう。

その場で必要な処置

救急車を待つ間、頭を動かさないようにしながら横に寝かせます。周囲に人がいれば助けを求めて、複数の人が協力して行うとよいでしょう。衣服を緩め、呼吸が楽になり、吐いたものがのどに詰まらないよう横向きに寝かせます。名前を呼んで、意識があるかどうか確認します。脈がない場合は、ＡＥＤを利用するか、心臓マッサージを行います。

……… 危険な場所からの移動 ………

本人の意識があっても自分で立たせず、歩かせないことです。危険な場所から移動する必要がある場合でも、頭を動かすと脳への血流が悪くなり、脳の障害が悪化する可能性があります。2人いればマットなどに乗せて運びます

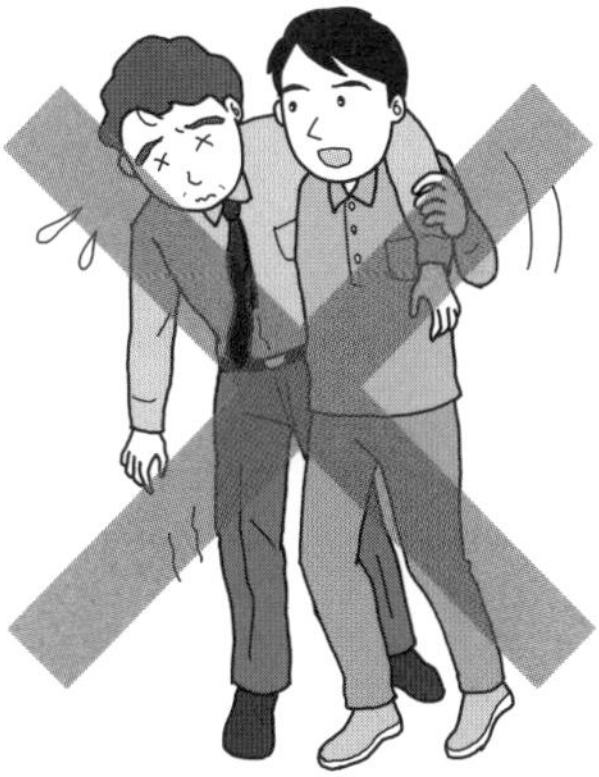

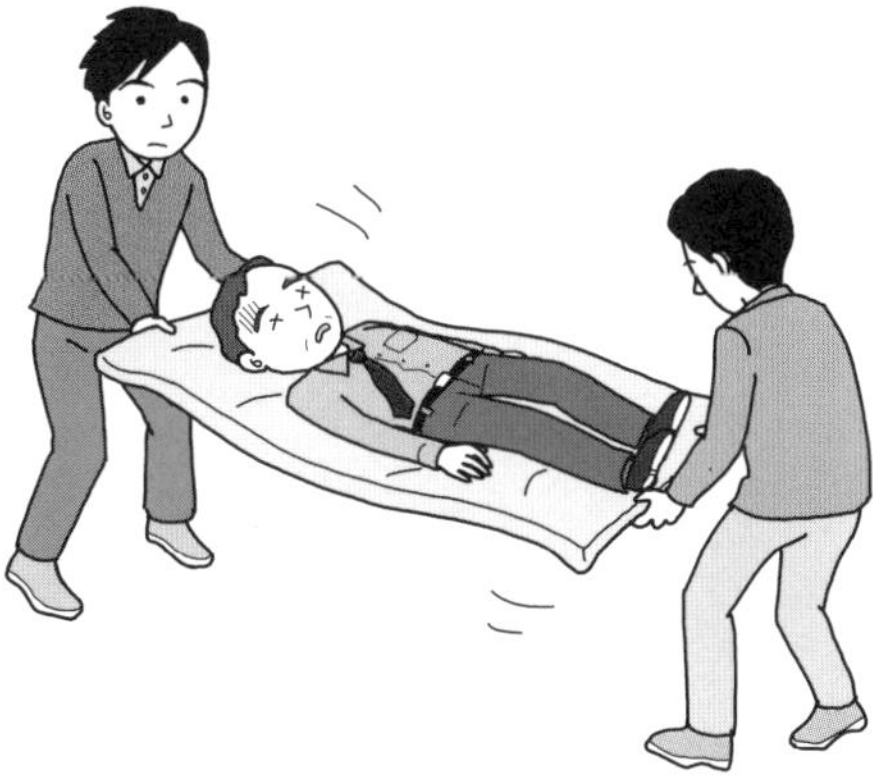

……… 寝かせたら ………

衣服を緩め、ネクタイやベルト、腕時計、ネックレス、首周りのボタンなど体を締め付けるものをはずします。吐きそうな場合は身体を横向きにします。麻痺があれば、麻痺している側を上にし、上の足を曲げ、身体を安定させる

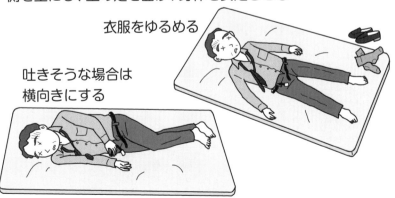

脳卒中になりやすいのはこんな人

脳卒中はほとんどの場合、もともと高血圧や糖尿病などの生活習慣病、また脂質異常症、不整脈、歯周病などの持病を持つ人、また喫煙、大量の飲酒などの生活習慣のある人に起こりやすいとされています。さらに遺伝的な素因、人種、加齢、性別などの要因を合わせて、〈脳卒中の危険因子〉と呼んでいます。

高血圧と肥満には要注意

なかでも、高血圧は脳卒中のすべてのタイプの危険因子です。危険因子をひとつでも持つ人は、脳卒中予備軍を自覚し、生活習慣を見直すことが脳卒中のリスクを減らすためのいちばんの課題です。また肥満は高血圧や糖尿病の原因になるため、間接的に脳卒中の危険因子となります。ほかにもいろいろな病気が潜んでいます。〝これくらい大丈夫〟と甘く見ないようにしましょう。

………脳卒中にかかりやすい度チェック………

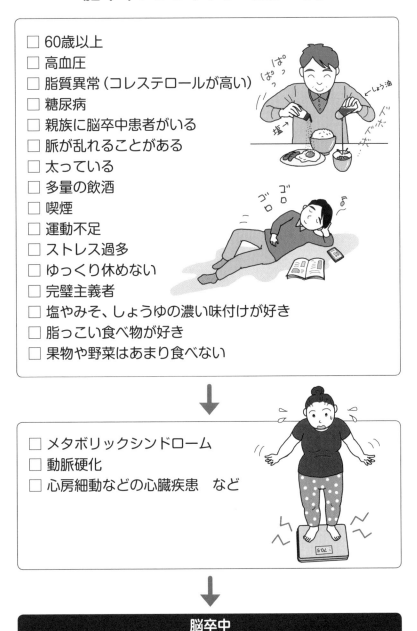

- □ 60歳以上
- □ 高血圧
- □ 脂質異常（コレステロールが高い）
- □ 糖尿病
- □ 親族に脳卒中患者がいる
- □ 脈が乱れることがある
- □ 太っている
- □ 多量の飲酒
- □ 喫煙
- □ 運動不足
- □ ストレス過多
- □ ゆっくり休めない
- □ 完璧主義者
- □ 塩やみそ、しょうゆの濃い味付けが好き
- □ 脂っこい食べ物が好き
- □ 果物や野菜はあまり食べない

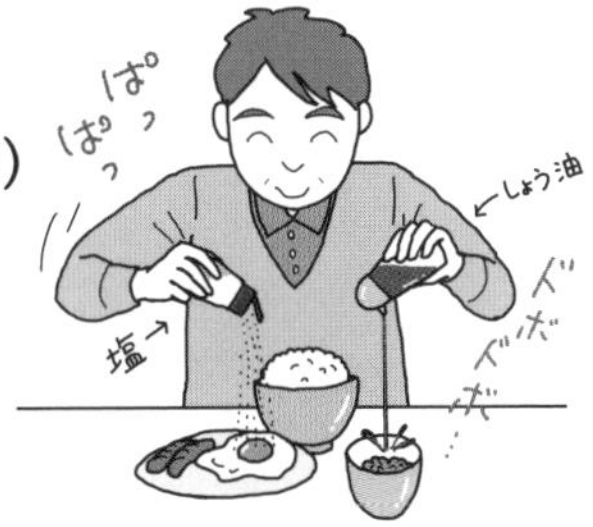

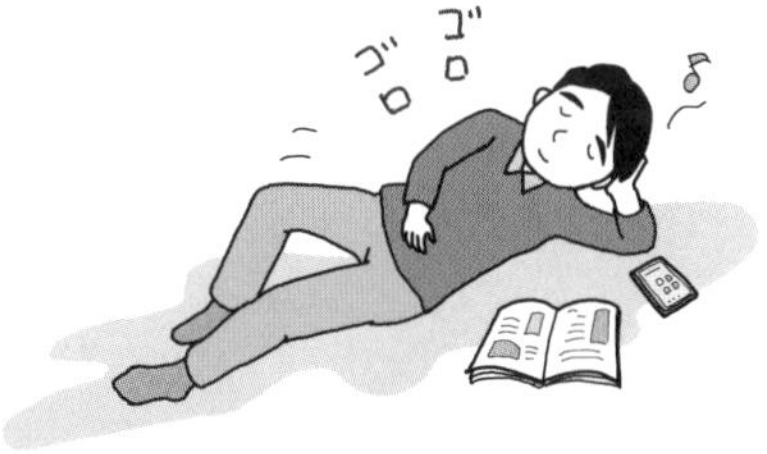

↓

- □ メタボリックシンドローム
- □ 動脈硬化
- □ 心房細動などの心臓疾患　など

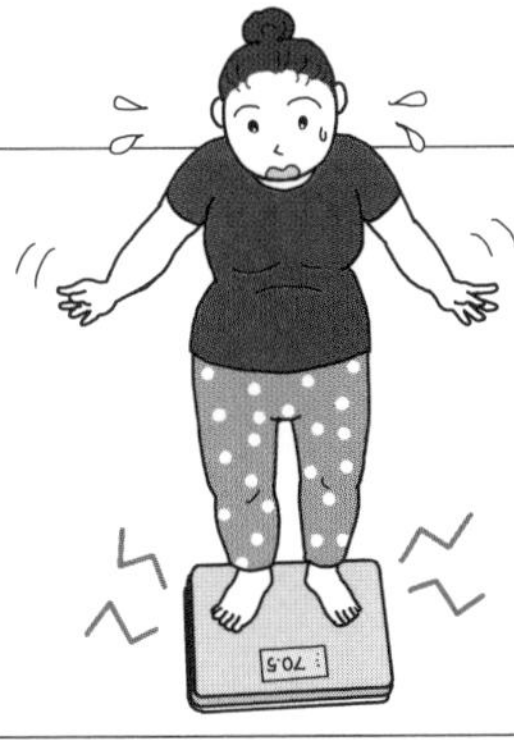

↓

脳卒中

脳卒中予防でもストレス対策は大切

「ストレスは万病のもと」といいますが、本当に心身の健康をむしばむことがわかってきました。ストレスを感じると副腎から「**ストレスホルモン**」が分泌され、血圧を上昇させて脳卒中や心筋梗塞を引き起こすことにもなります。

まず自分がストレスを抱えているか気づくことから

ストレスを解消するのは簡単ではありませんが、まず自分がストレスを抱えていることに気づくのが第一歩です。睡眠をとる、気分転換を図る、生活習慣を見直して規則正しい生活をするなどを心がけましょう。ただし、「ストレス」に神経質になるのは逆効果の面もあります。ストレスに原因を求めようとしてほかの原因への対策をおろそかにしたり、ストレス探しがストレスになってしまうなど、案外見られるケースなので、ストレスに溺れないようにしましょう。

ストレスホルモンで血圧が上昇

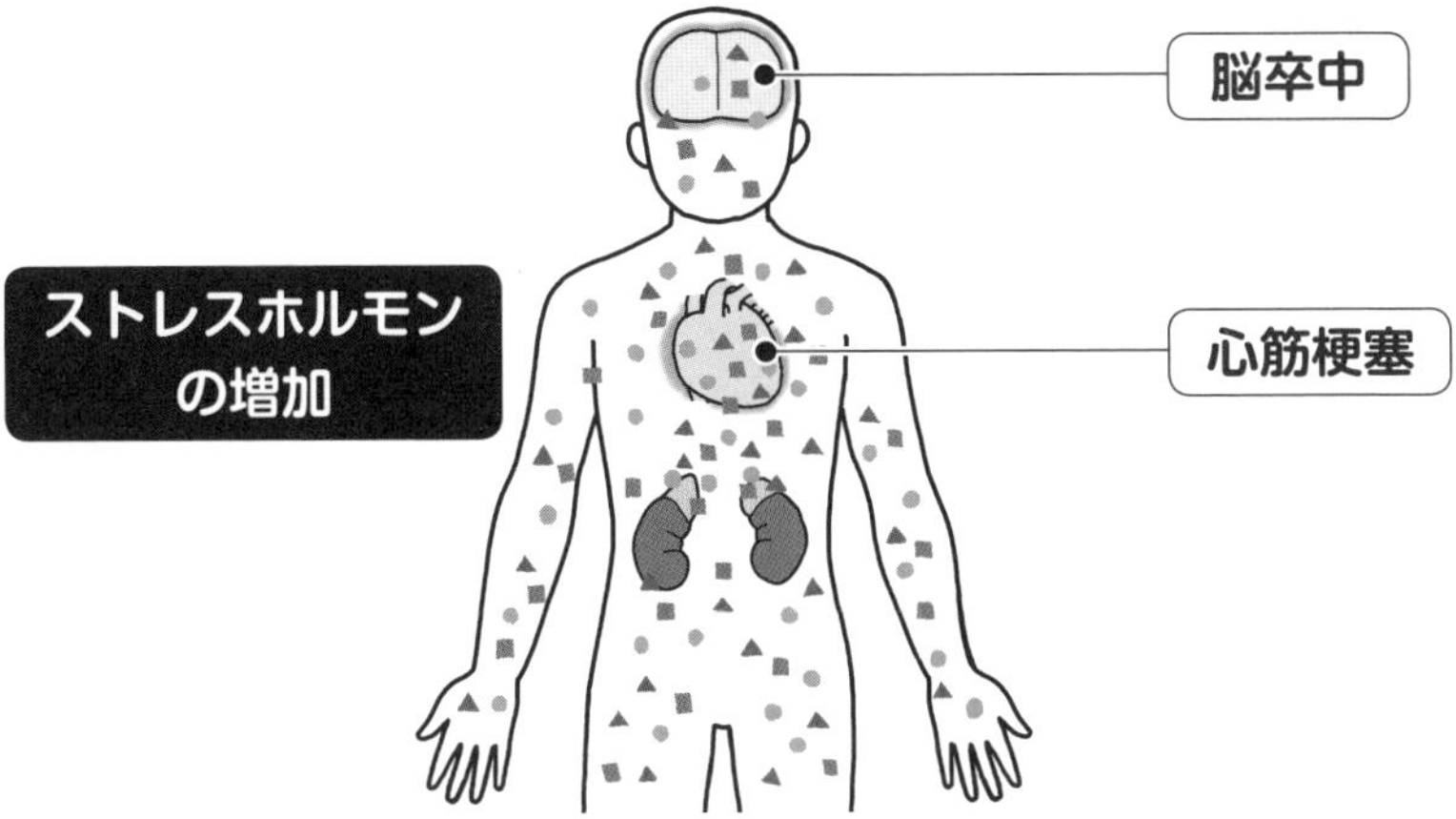

ストレスチェックのポイント

いつもと違う体の不調

疲れ方、頭痛、食欲、体重の増加、風邪をひきやすくなっていないか、夜中に起きてしまうことが多くなった

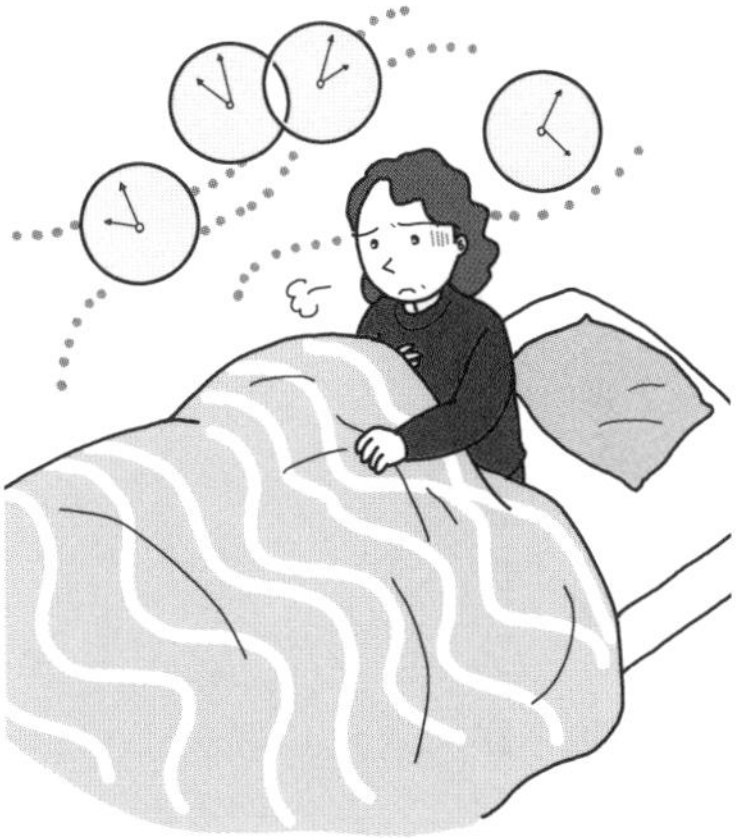

いつもと違う心の不調

口数が少ない、怒りっぽい、付き合いが悪い、あいさつができない、集中力がない、細かいことに異様にこだわる、アルコールやたばこの量が増える

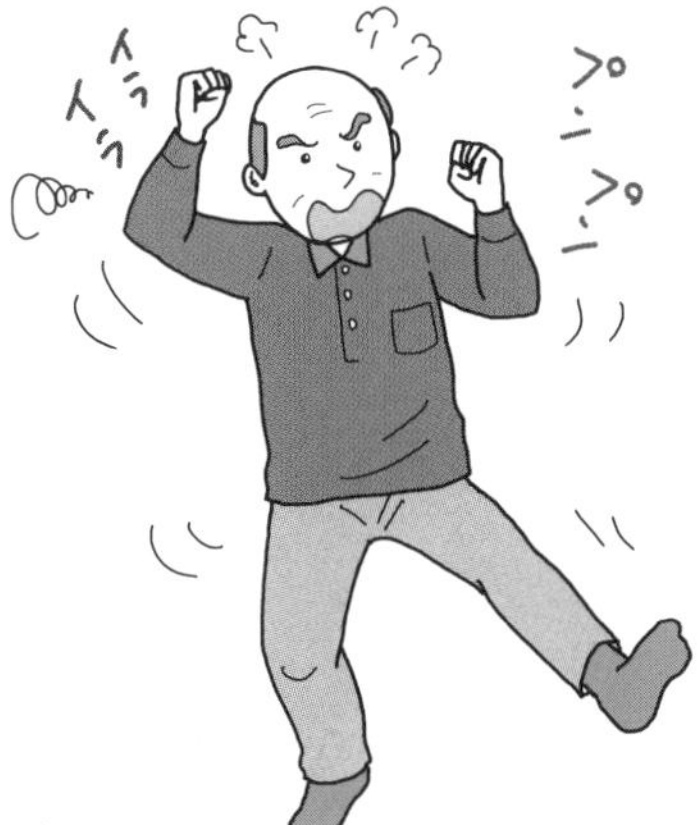

高血圧などで、かかりつけ医に通院している人は

高血圧は脳卒中の最大の危険因子といえます。高血圧の状態が続くと、血管に負担がかかって動脈硬化が進み、脳梗塞や脳出血の再発の危険も高くなります。高血圧を治療するのが、脳卒中の第一番の予防法といえるでしょう。収縮期血圧を10〜20mmHg下げると、脳卒中発症が50％減ることがわかっています。

かかりつけ医の注意を守る

高血圧は痛みを感じるような自覚症状もないため、途中で通院をやめてしまう人が約9割いるといいます。かかりつけ医に治療の方法も相談して決めていきましょう。食生活では塩分の摂り過ぎに注意しましょう。血圧は1日で20mmHg前後変動していて、早朝が一番高くなります。起床時の血圧測定をおすすめします。

血圧の測り方

①上腕で測るが、薄い衣服ならその上から測ってもよい

②心臓の高さで測る

③深呼吸して気分を落ち着けて測る

④食後、入浴後、運動後は血圧が不安定になるので避ける

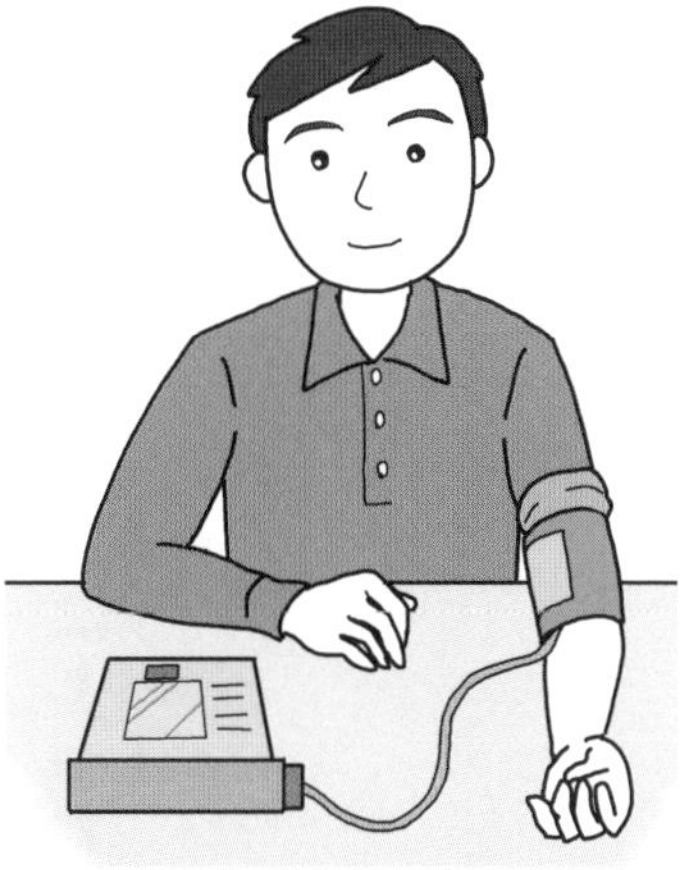

血圧を定期的に測った結果

血圧を毎日定期的に、できれば起床時・晩1日2回測る

その日の自分のからだの状態が確認でき、行動に反映できる
38%

生活のリズムができた
16%

血圧の変動への不安が薄れ、安心感がもてるようになった
25%

規則正しい生活をするようになった
20%

血圧が高く、毎日朝晩測っている人は、3人に1人が「血圧値が改善した」と実感

※「高血圧に関する意識と行動に関する1万人実態調査」（オムロン　2017年実施）より

親族に脳卒中の人がいる場合はとくに注意を

脳卒中の危険因子には、遺伝的要素もあるといわれます。血管の性状など体の構造や体質が遺伝的に似通っていて、そのため、似た病気を起こしやすくなります。脳卒中を発症するリスクが、家族歴がない人の2~4倍になるとされます。家族歴がある人は、若いうちから注意しましょう。

脳卒中のタイプによってリスクは違う

もっとも遺伝性が強いのはくも膜下出血で、家族歴がある人は、ない人に比べ、発症する可能性が数倍あるといわれます。脳ドックなどで脳動脈瘤の有無を検査してもらうといいかもしれません。脳内出血の場合、遺伝的に発症率が高くなります。高血圧になりやすい家系とともに同じ家庭だと同じ食生活になりやすいことも関係があるとされますが、血圧のコントロールや食生活に気を付ければ予防の可能性は高まります。

……… 脳卒中が心配な家族 ………

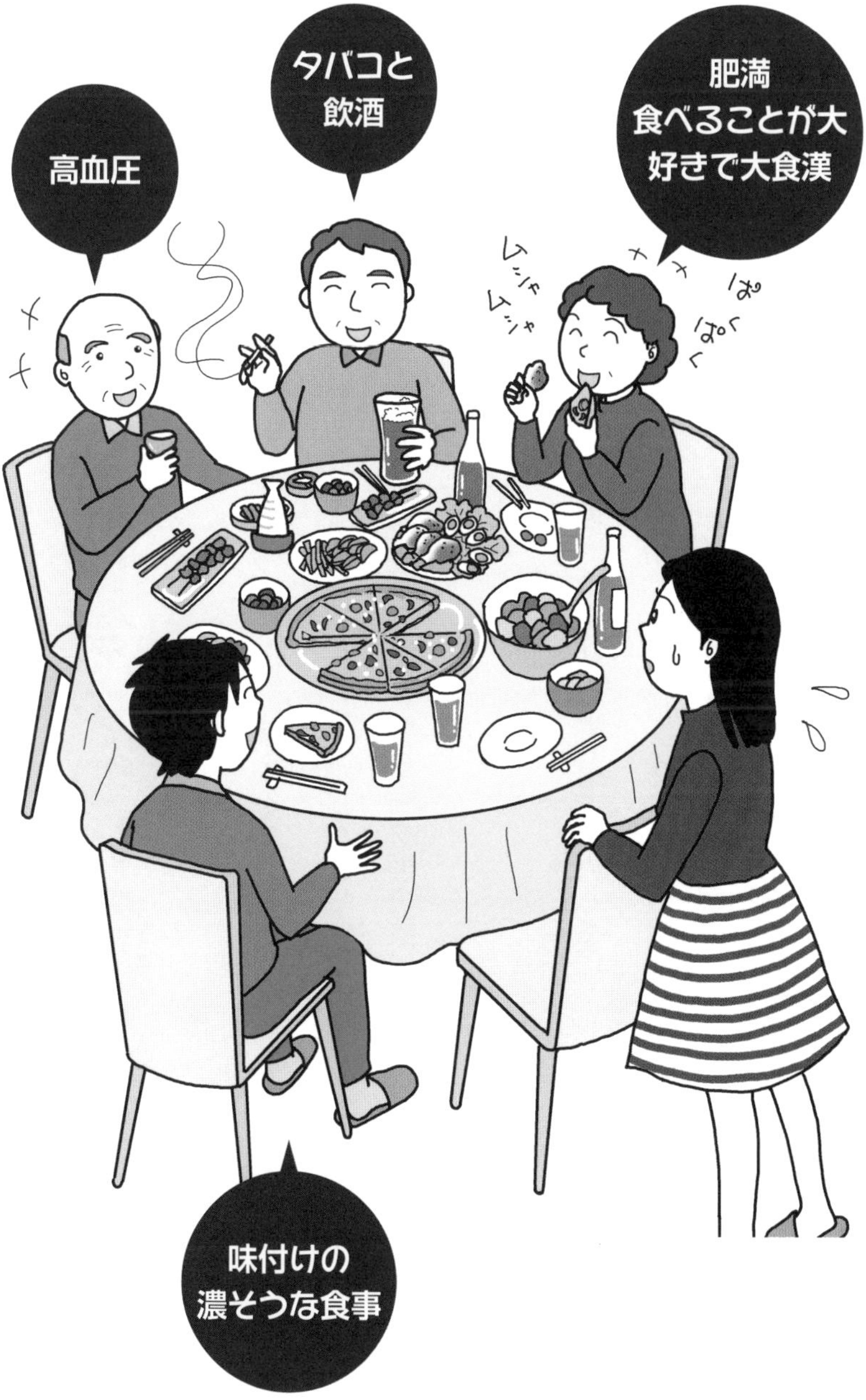
高血圧
タバコと飲酒
肥満
食べることが大好きで大食漢
ムシャムシャ
ぱくぱく
味付けの濃そうな食事

冬場の寒暖の差に気をつけて

気温の下がる冬場は、血管が収縮して血圧を上昇させます。そのため脳血管が破けやすくなり、脳出血とくも膜下出血の発作を招きます。とくに高血圧の人は、夏と冬の血圧差が10ｍｍＨｇほどある場合が多く、脳卒中のリスクを高めるので注意が必要です。

ヒートショックに注意しよう

気温の変化で血圧が上下し、心臓や血管の疾患が起こることをヒートショックといいます。たとえば暖かいリビングから寒い脱衣所に行き、服を脱ぐと血圧は上昇し、浴室に入って熱い湯に入ると、急に体が温まるため血圧は下降します。また暖かい布団から出てトイレの冷たい便座に座って用を足したとき、朝冷たい水で顔を洗ったときなども、寒さに対応するために血圧が上がります。血圧を大きく変動させないよう、日常生活の中でも気をつけるようにしましょう。

風呂場でヒートショック

血圧の急速な変化が危険!!

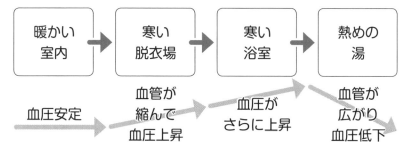

暖かい室内 → 寒い脱衣場 → 寒い浴室 → 熱めの湯

血圧安定 → 血管が縮んで血圧上昇 → 血圧がさらに上昇 → 血管が広がり血圧低下

冬に血圧を上げないためのコツ

入浴

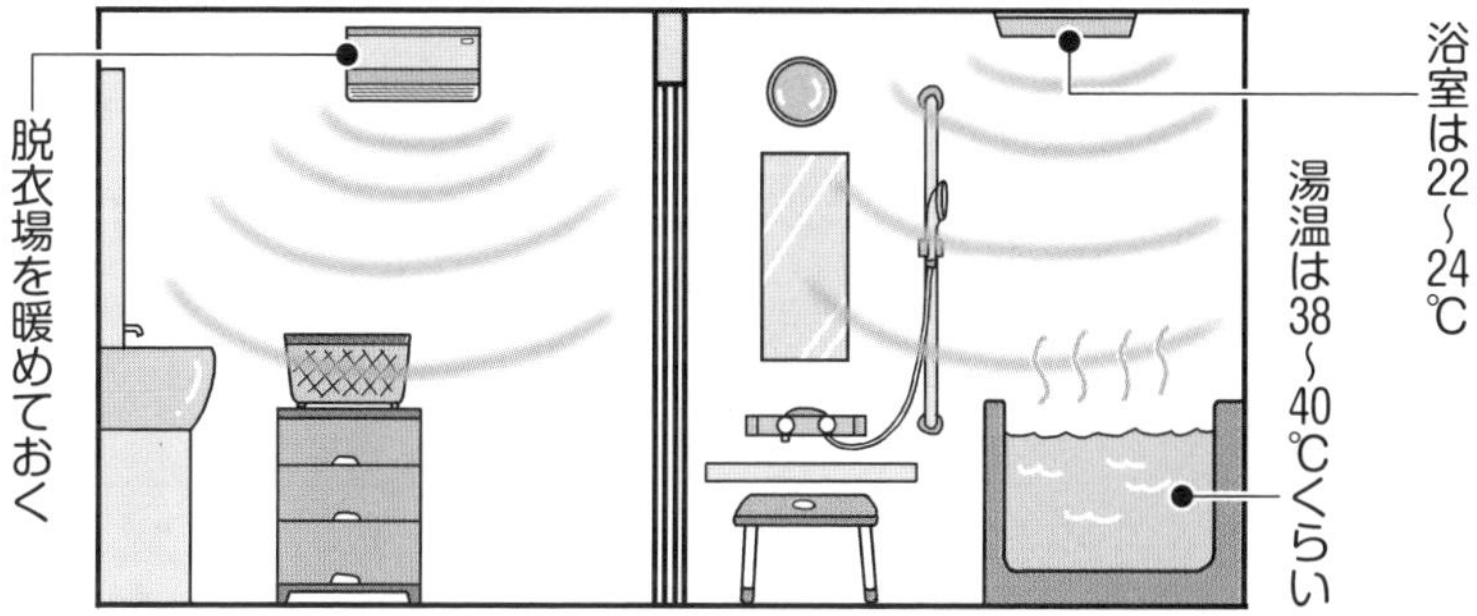

トイレ

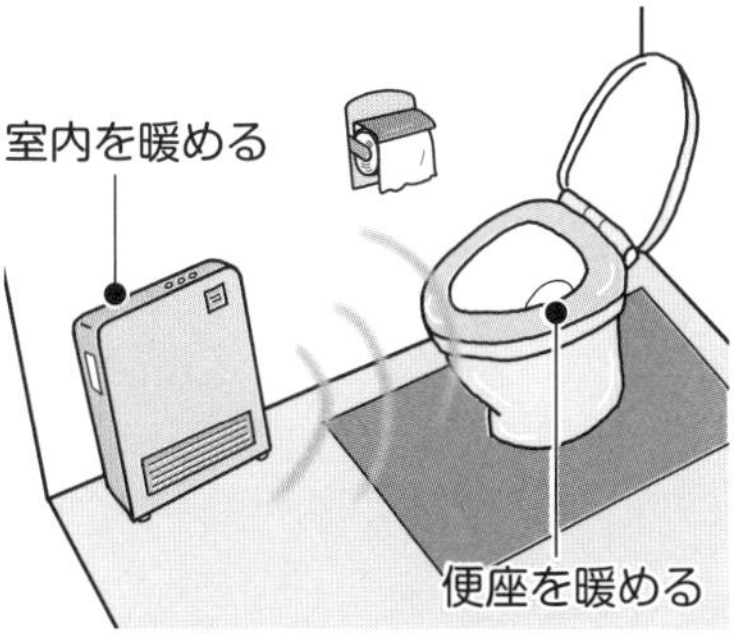

外出時

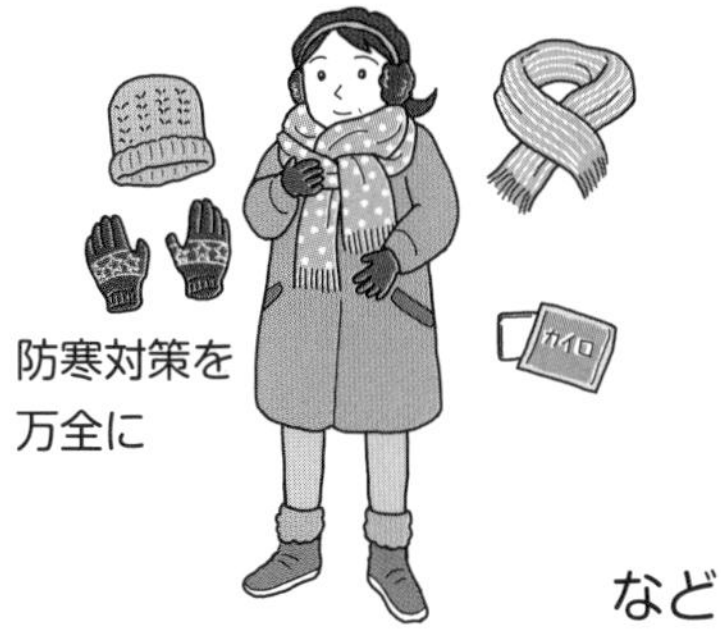

1年を通して水分不足に気をつけて

脳出血とくも膜下出血は冬に多いとされますが、夏も油断できません。気温や湿度が上がる夏には、よく汗をかくので血液中の水分が減ります。血液の流れが悪くなると、脳血管が詰まって脳梗塞になりやすいのです。またエアコンの効いた室内にいると、気づかないうちに水分が不足し、汗をかかなくても脱水症状を起こすことがあります。また、ビールなどのアルコールには利尿作用があるので、水分をとるどころか、かえって脱水症状を起こしやすいのです。

水分はこまめにとる

脳梗塞は寝ている間と朝起きた時に起きやすい病気です。血栓は明け方にできやすいので、寝る前にコップ1杯の水を飲みましょう。一度に大量に飲むより、1回200㎖をこまめにとるほうが体に負担がかかりません。

……… 水分補給を習慣づけて ………

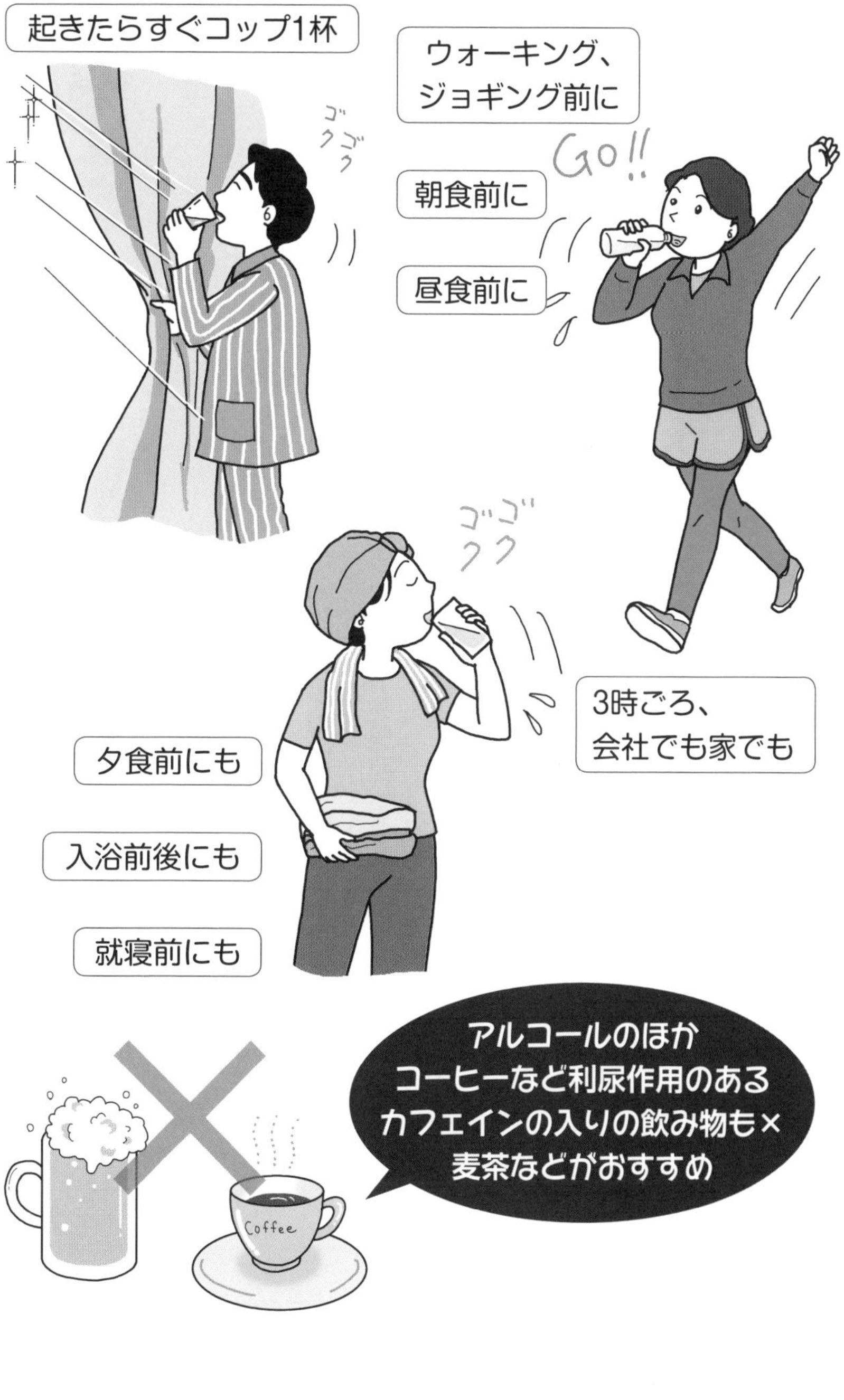
起きたらすぐコップ1杯
ウォーキング、
ジョギング前に
GO!!
朝食前に
昼食前に
3時ごろ、
会社でも家でも
夕食前にも
入浴前後にも
就寝前にも
アルコールのほか
コーヒーなど利尿作用のある
カフェインの入りの飲み物も×
麦茶などがおすすめ
Coffee

血圧を上げない生活を心がけて

生活していくうえで血圧を上げないためには、いろいろ要件があります。まず気を付けたいのは、血圧を上げる塩分（ナトリウム）のとりすぎを防ぎ、塩分をコントロールした食事（162ページ）に変えることです。また急激な温度変化も血圧に大きくかかわります（130ページ）。日常生活の中で、トイレでのいきみや急にかっとなるケンカなども血圧が上がるので注意しましょう。

おすすめの方法と止めたい習慣

禁煙や運動は当然習慣づけたいものですが、気持ちを穏やかに保ち、ストレスを溜めないということも大切です。完璧でないと自分を許せないとなると、プレッシャーでストレスが溜まります。自宅を温度差がなく過ごしやすい環境に保ち、ゆっくり体を休めましょう。

……… 心がけたい生活 ………

①過ごしやすい環境をつくる

自宅を温度差のない快適な環境に。

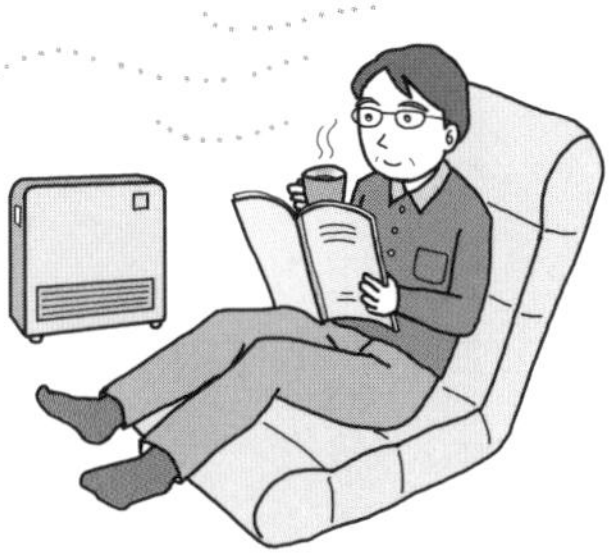

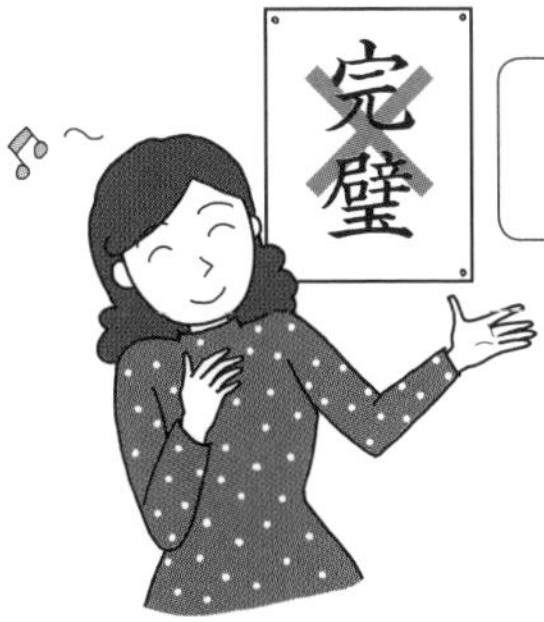

②完璧を目指さない

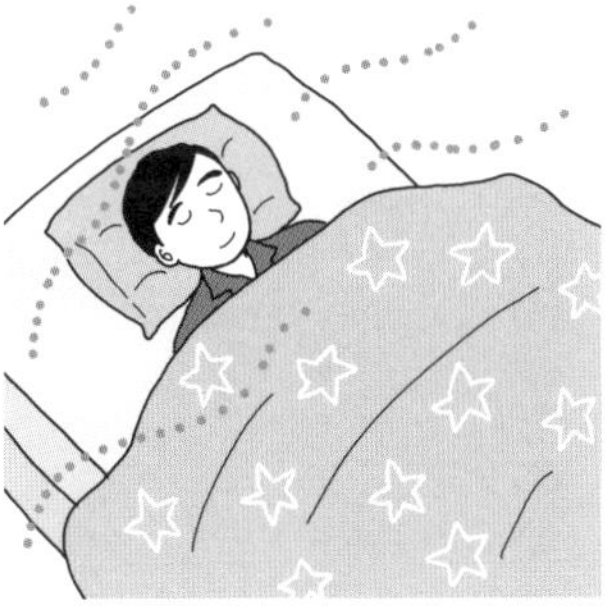

③静かな環境でゆっくり体を休める

……… 避けたいこと ………

①突然起こされる

熟睡中いきなり電話などで起こされると、びっくりして血圧が上がる。電話は枕元に置かないこと

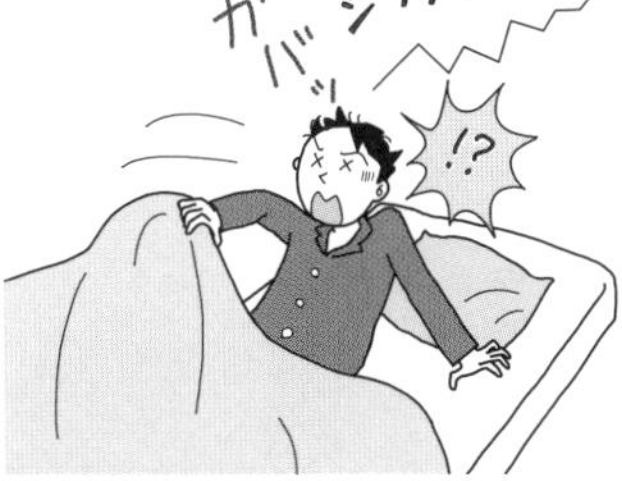

②言い争い

ケンカや言い争いは、ついかっとなって血圧が上がるので、避ける

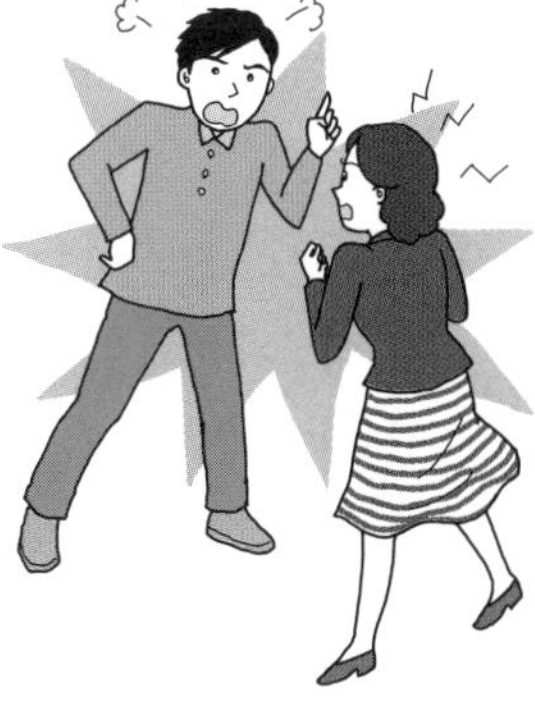

再発を予防する生活のしかた

脳卒中は再発しやすい病気で、年間再発率は約5％とされ、とくに脳梗塞は1年以内の再発が多く見られます。一度発症した人はきっかけとなる生活習慣や病気をもっているため、新たに脳卒中を起こす危険性が高いといわれます。高血圧、糖尿病、脂質異常、心房細動、内臓型肥満につながる生活習慣を改めないまま再発をくり返すと、現在の症状が悪化するほか、新たな後遺症が加わることもありえます。

血圧と血糖値管理が大切

高血圧と糖尿病は脳卒中の危険因子なので、再発を防ぐには血圧や血糖値のコントロールが大切です。食事療法や運動のほか、医者の指示による服薬、血圧の場合は家庭での測定も重要です。できれば朝と寝る前の2回、同じ条件の下で血圧を測って、記録しましょう。

……… 心がけたい再発を予防する生活 ………

①血圧の管理

朝晩に同じ条件で血圧を測り、高い状態が続いたらかかりつけ医を受診する

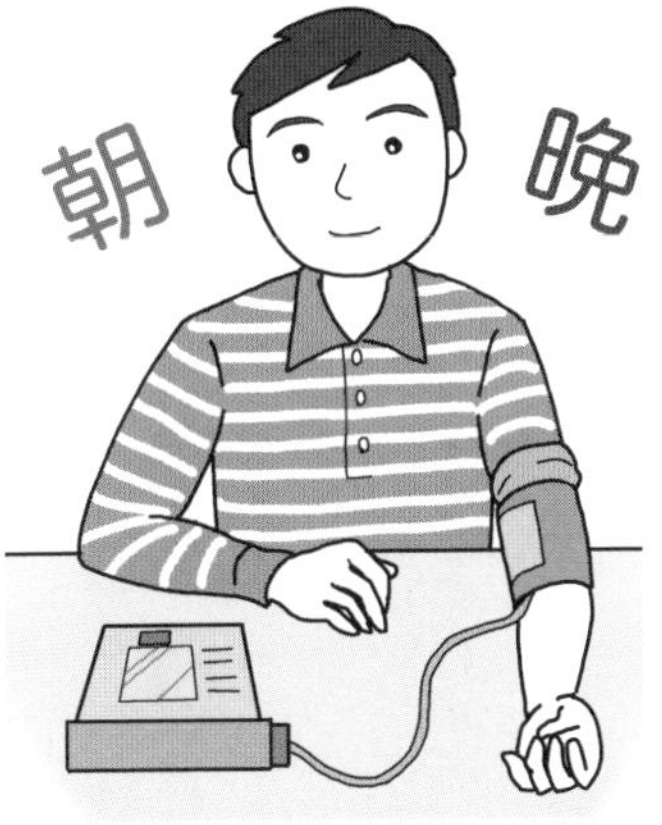

②血糖値に注意

動脈硬化を進ませないために、血糖値に注意を。定期検査でHbAlc（ヘモグロビンエーワンシー）が正常範囲か気にかける

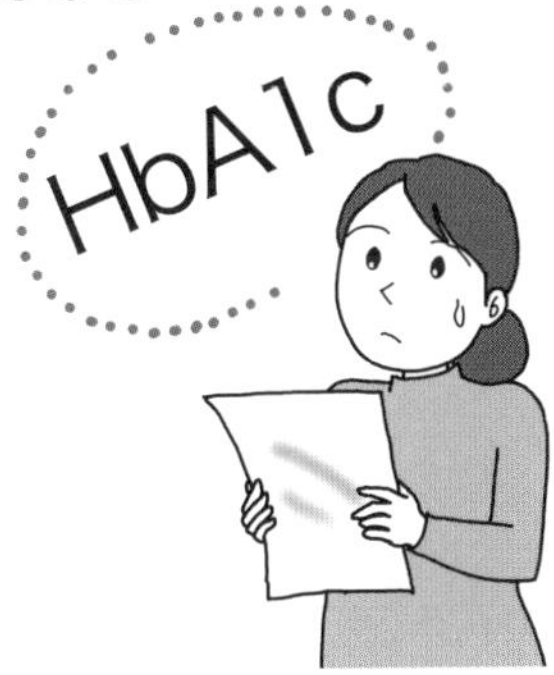

③薬の飲み忘れに注意を

処方された薬は必ず飲むこと。朝・昼・夕を明記した箱に1回分ずつをまとめて入れておくと飲み忘れが防げる

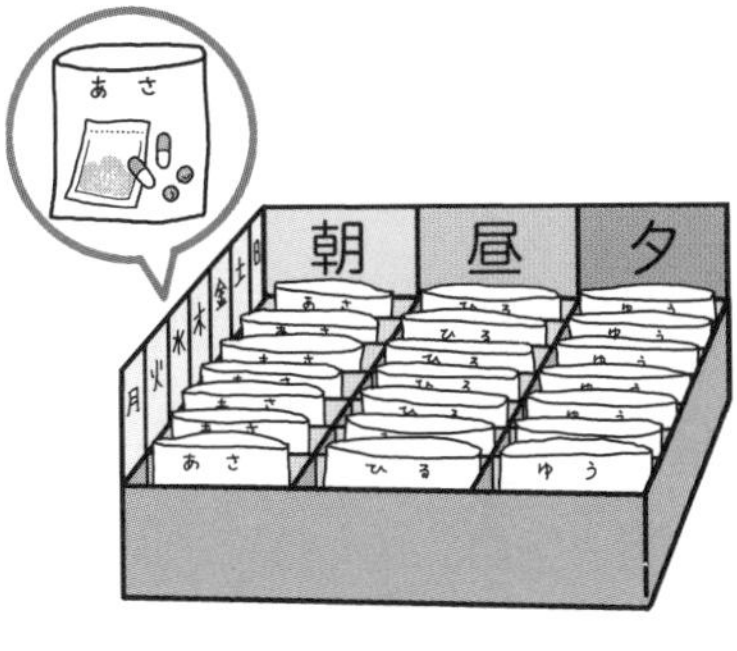

④食事管理と運動

持病を考慮した食事を心がけ、体調・病状に合った強度の運動を心がける

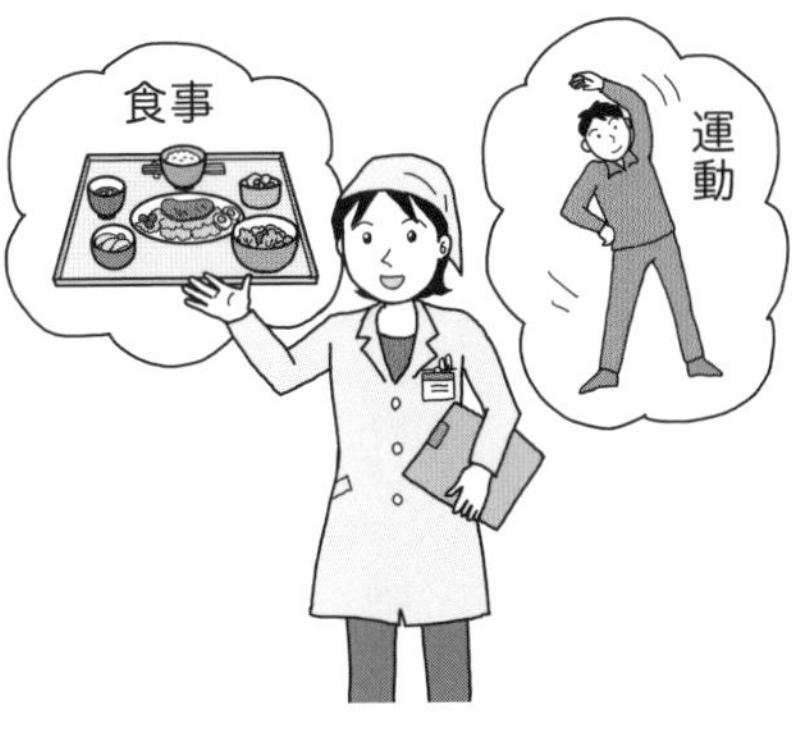

脳卒中の後遺症で心配される認知症

脳卒中が原因で認知症を発症する場合があります。脳の出血や梗塞で起こる脳血管性認知症は、徐々に進行していくアルツハイマー型認知症などと違い、再発のたびに症状が階段状に進行・悪化していきます。症状に波があるので、とくに初期には発見が遅れがちになります。脳卒中の発症後に認知症の症状が見られるようなら、主治医に相談しましょう。

生活改善で病状の進行を抑える

もの忘れ、理解・判断力の低下など、ほぼすべての認知症に見られる中核症状以外に、脳血管性認知症には特有の症状があります。本人にも認知症かもしれないという自覚がある場合は、それだけに歯がゆい思いや悲しみを抱えがちですが、周囲や家族の接し方、環境づくりで症状の改善も可能です。薬物治療と同時に音楽療法、運動療法などで活動的な生活を心がけることです。

脳卒中の後遺症で現れやすい認知症

認知症の中核症状

・新しいことを覚えられなくなる記憶障害
・時間や場所がわからなくなる見当識障害
・言葉の理解と表現が難しくなる言語障害
・計画を立てて行動できなくなる実行機能障害　など

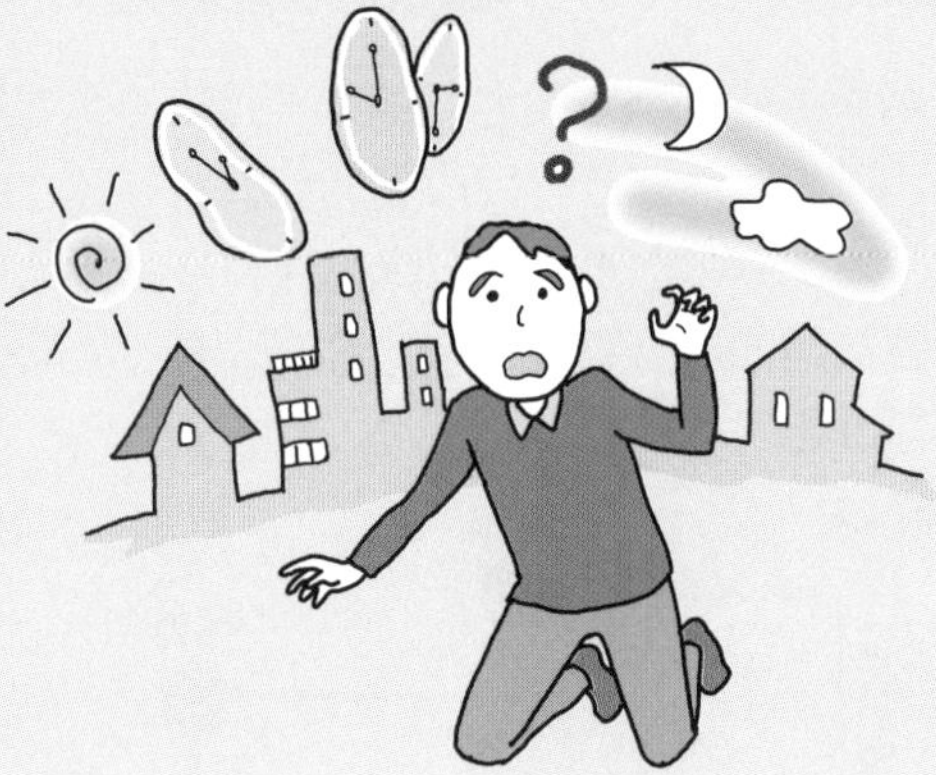

＋

脳血管性認知症の特徴

・運動麻痺、知覚麻痺、言語障害などさまざまな症状が一緒に現れる
・記憶力が落ちても理解力はあるというように、できることとできないことの差が大きい（「まだら認知症」）
・悲しみ、怒りなどの感情をコントロールしにくく、うつになりやすい
・アルツハイマー病の進行に比べ、症状の発現が急である

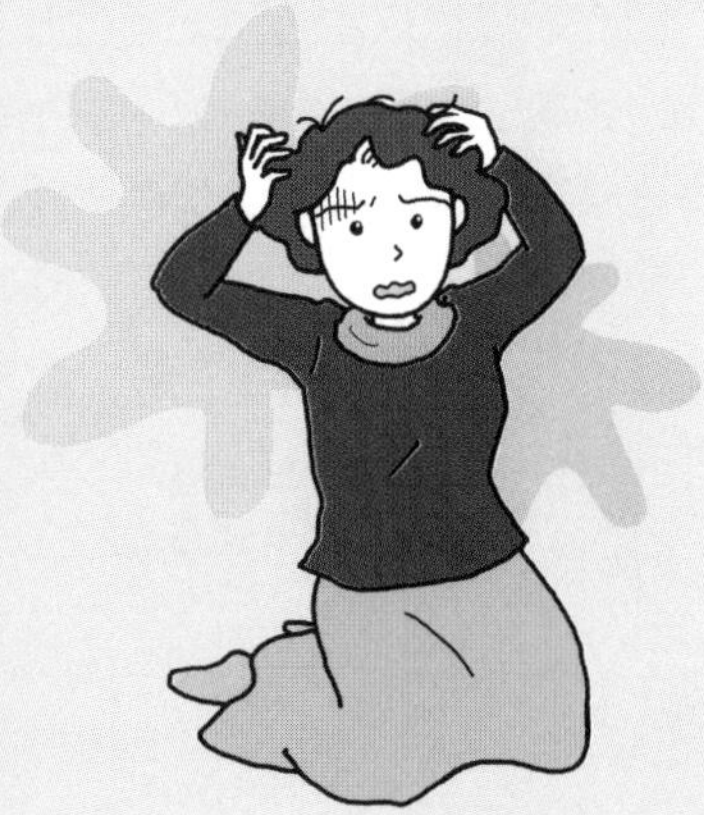

column

原因となる病気によって違う認知症の進み方

脳血管障害による認知症の進み方

脳梗塞や脳出血などによって起こる脳血管障害が原因の認知症は、発作をくり返すたびに段階的に進行するという特徴があります。そこで大切なのが２回目以降の発作を抑えることです。発作の原因となった高血圧や糖尿病を治療し、さらにストレスを溜めない生活を心がけることで再発を予防しましょう。

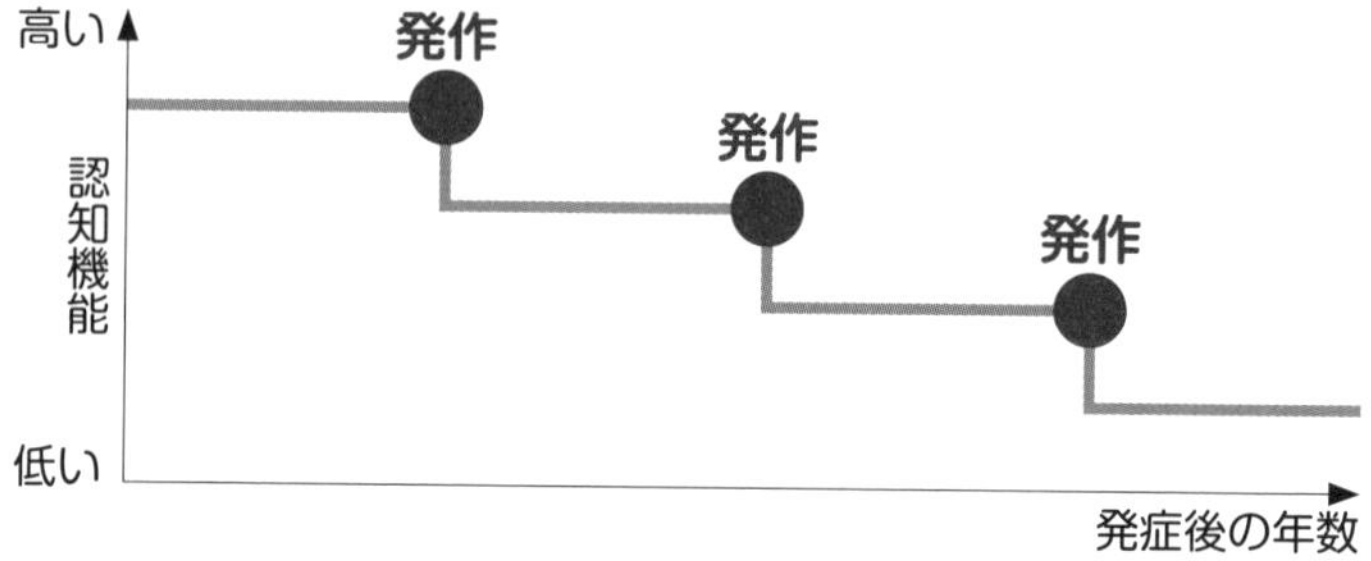

アルツハイマー病による認知症の進み方

脳血管障害による認知症に比べてアルツハイマー病による認知症は、ゆっくり進行するという特徴があります。個人差はありますが、経過は大きく３期に分かれます。

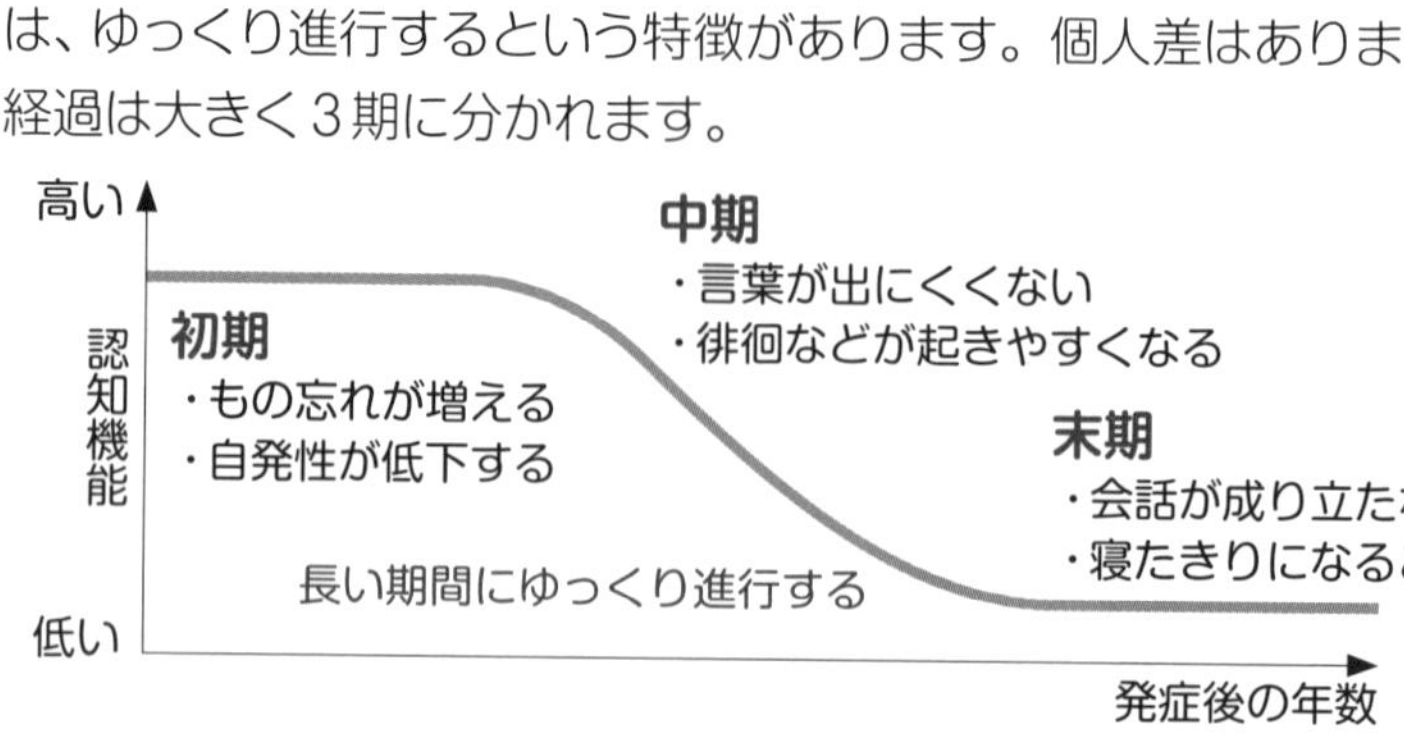

第6章

突然死と寝たきりを防ぐ
生活・食事・運動

血栓をつくらせない生活

血栓には血管が傷ついたとき、かさぶたのように固まり、血液が流れだすのを止める役割があります。血栓をつくるのは人体に欠かせない大事な機能ですが、動脈硬化などで血管が傷んだ状態になると、通常溶けてなくなる血栓が常につくられ、溶けなかった血栓が血管を詰まらせ、さらに何らかの拍子にはがれた血栓が心臓や肺、脳に運ばれ、心筋梗塞や脳卒中などを起こすことになります。

運動や適切な食事、体重のコントロールが重要

血栓をつくらないためには、運動、コレステロールの管理、健康的な食事、血圧・体重の管理、血糖値を下げる、禁煙、水分の摂取などに気をつける必要があります。とくに高血圧や糖尿病などの持病がある人は、一度発症すると再発もしやすいので要注意です。

血栓を予防する生活のポイント

コレステロールの管理

対策：血液検査でコレステロール値を把握し、炭水化物を控え、不飽和脂肪酸（オリーブ油、EPA、DHA、青魚、リノール酸など）を適度にとる

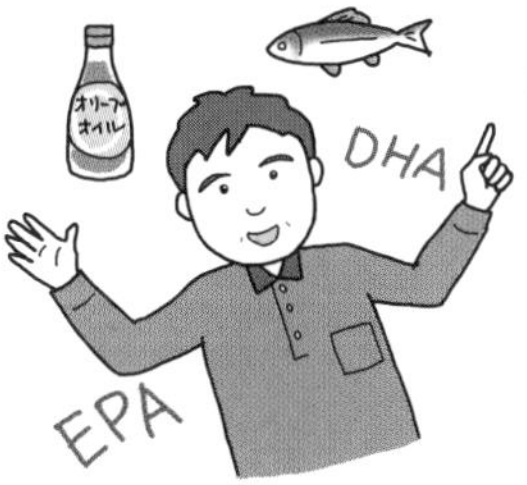

血圧の管理

高血圧は徐々に血管を傷め、脳卒中、心筋梗塞、腎臓病を起こしやすくなる。

対策：降圧剤の服用、減塩、減量、節酒、ストレス発散など

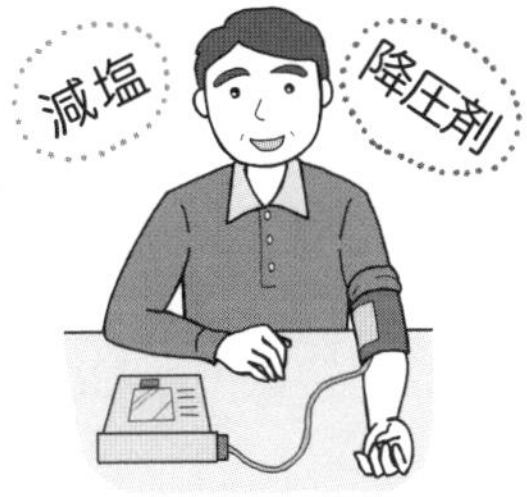

血糖値を下げる

高血糖は血液中のブドウ糖の量が多い状態で、血液がドロドロになって血流が悪くなり、糖尿病の原因になる。糖尿病は動脈硬化を起こし、血栓がつくられやすくなる。

対策：食後の血糖値を測り、炭水化物を控える。禁煙、節酒など

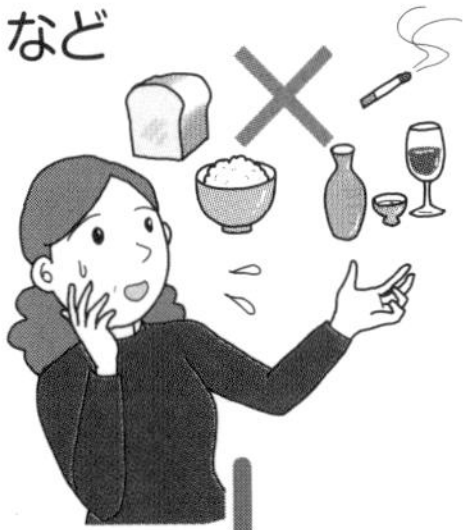

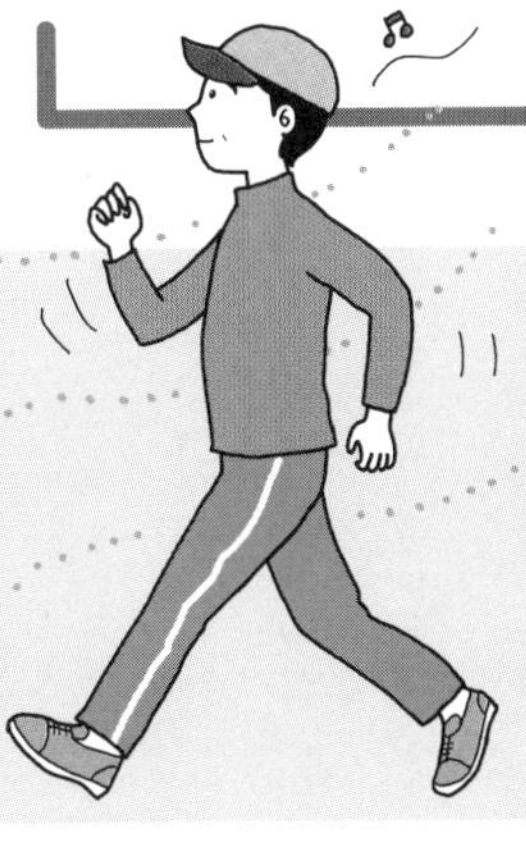

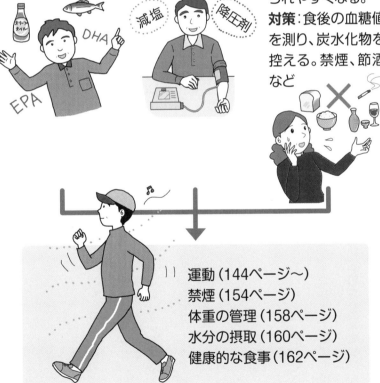

運動（144ページ〜）
禁煙（154ページ）
体重の管理（158ページ）
水分の摂取（160ページ）
健康的な食事（162ページ）

体力に合った運動をはじめる

適度な運動は血圧を下げ、中性脂肪やコレステロールを減らし、糖尿病にも効果があるといわれます。生活習慣病の改善以外にも、体力や機能を維持するために体を動かすことは必要です。体を動かさないでいると体の機能も落ちていきます。自分の体の状態に合った運動を少しずつ始めてみましょう。

長続きできるくらいの運動を続ける

病状によっては運動の強度などについて医師のアドバイスが必要な場合もあります。決して無理をしないことが大切です。ゆっくりした動きなら心臓への負担も強くなく、脳卒中予防にも役立ちます。リハビリや家事なども運動の1つと考え、気温差や水分補給、体調管理に気をつけながら行いましょう。

……… 運動を習慣づけるのが大切 ………

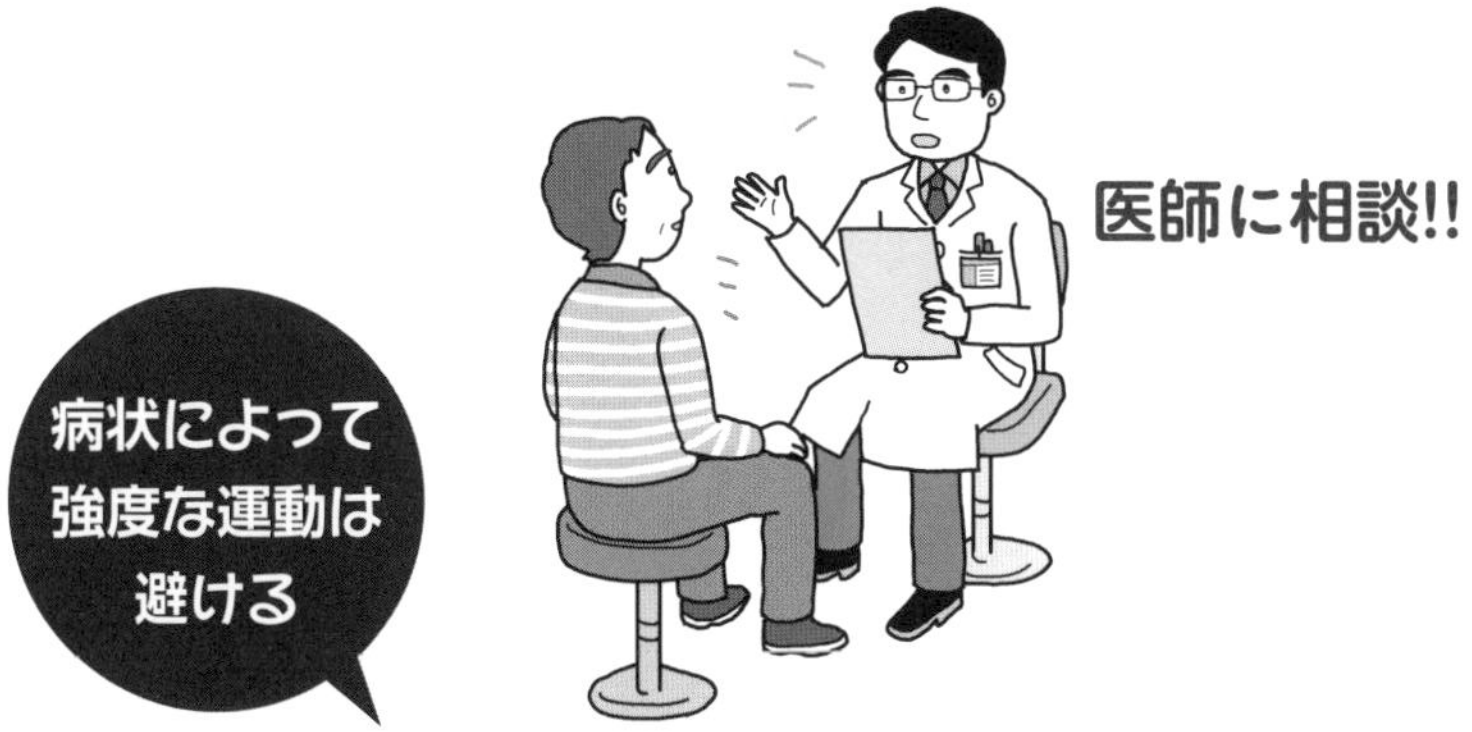
医師に相談!!
病状によって強度な運動は避ける

おすすめの軽い運動

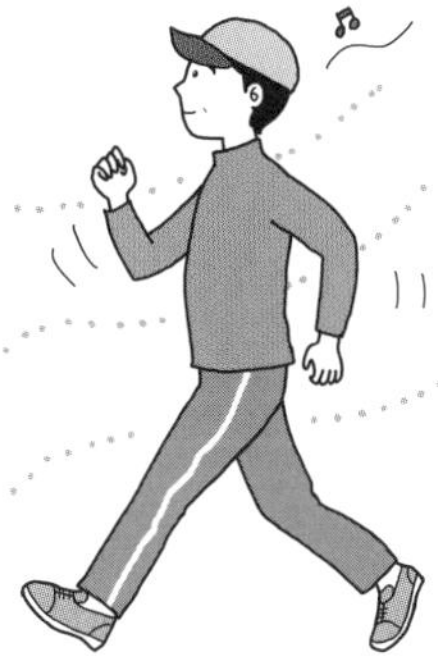

ウォーキング
(146ページ参照) など

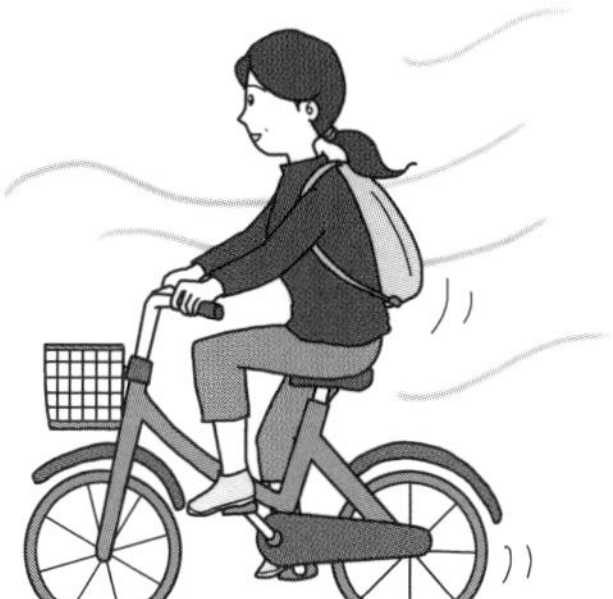

サイクリング・
エアロバイク

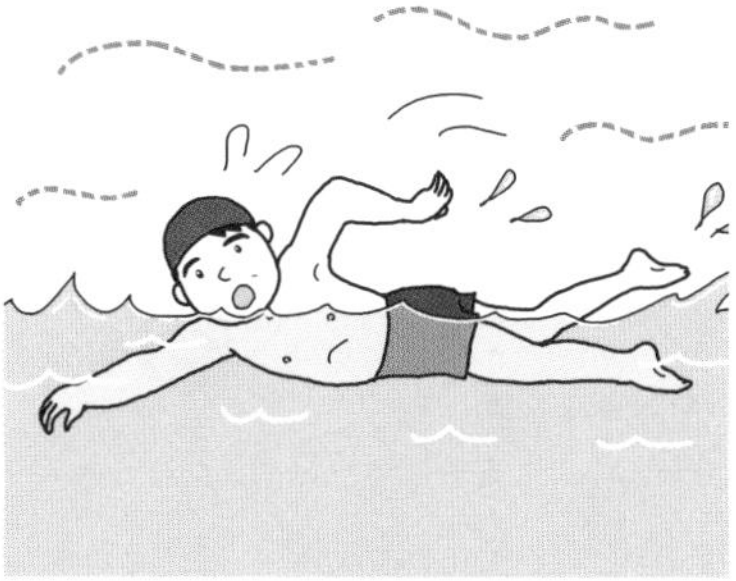

水泳

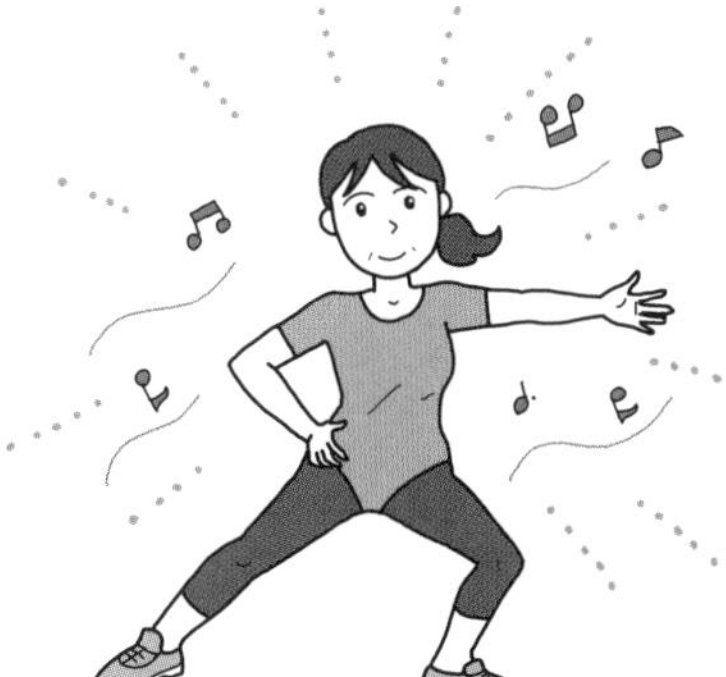

エアロビクス

ウォーキングを日常生活に取り入れる

運動には全力疾走のように一気に力を出す「**無酸素運動**」と、比較的ゆっくりした動きを続ける「**有酸素運動**」があります。無酸素運動は心臓の負担が大きく、血圧も上昇するので心臓病や脳卒中の病後や予防には向きません。ウォーキングなどのような有酸素運動を、週に3～4回、一日20～30分程度取り入れるようにしましょう。

ウォーキングのコツ

ふだんより少し歩幅を大きく取り、リズミカルに歩きます。速度を上げる「活発なウォーキング」は、少ない時間でも十分な健康効果を得られることがわかっています。無理は禁物なので、体の状態に合わせて休みながら行いましょう。ただ、つい面倒になって〝週末にまとめて〟行うのでは効果的とはいえません。毎日、また一日置き程度でも長く続けるほうが効果が上がります。

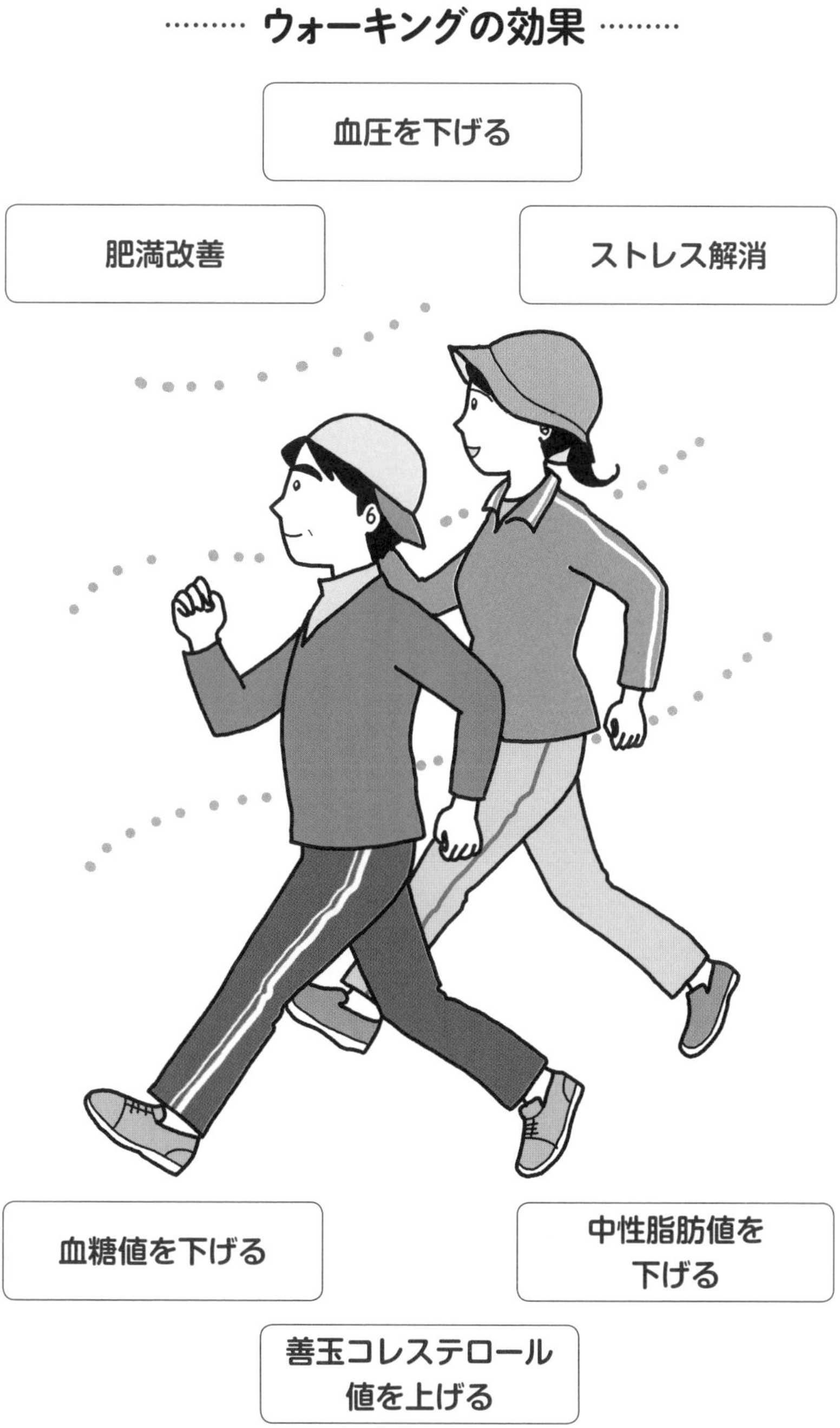
ウォーキングの効果
血圧を下げる
肥満改善
ストレス解消
血糖値を下げる
中性脂肪値を下げる
善玉コレステロール値を上げる

生き生きと過ごして体調を整える

脳卒中などの再発や後遺症を恐れて、家に引きこもったり、人に会うのを避けていると、つい食べ過ぎたり、運動不足になってしまいます。いろいろな事情で外出しにくい場合もあるかもしれませんが、できないことを嘆いているばかりでは気持ちが落ち込み、体調にも影響します。できることを探して前向きに暮らすことが生活の質を高め、健康を保つことにつながります。

今できることを楽しもう

今はテレビやインターネットからいろいろな情報を集めることができる時代です。インターネットの趣味のサイトを通して知人が増えたり、新しい趣味を見つけられるかもしれません。インターネットを使ったテレビ電話を無料で楽しむことも比較的簡単です。今までやったことのないことに挑戦してみてはいかがでしょう。

……… こんな生活を試したら？（例）………

天気の良い日は人通りの少ないところへ散歩する

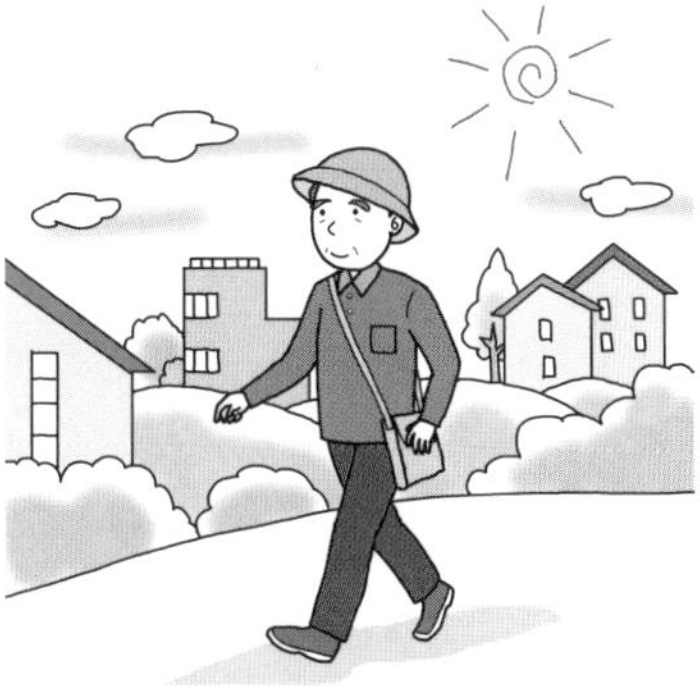

バランスボールやヨガマットを使って体を動かす

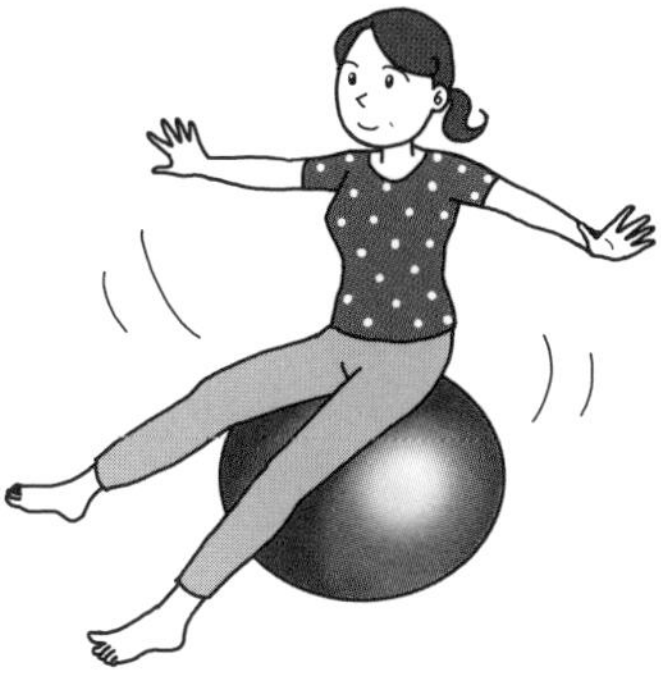

パソコンやスマホで友だちと会話を楽しむ（ビデオ通話・Skype、LINEなど）

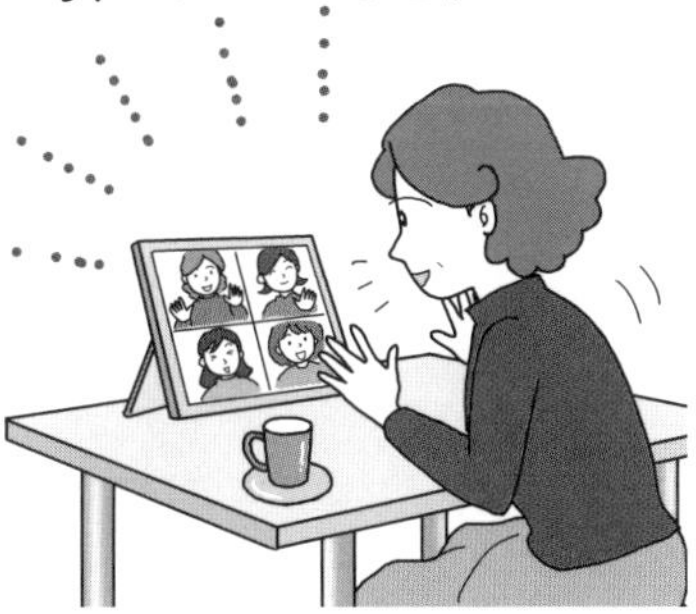

公民館などで趣味を深める（囲碁や将棋、料理）

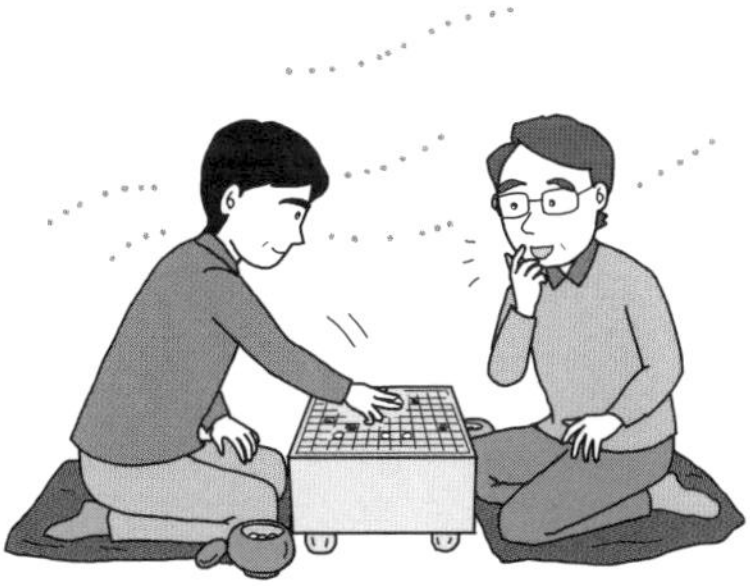

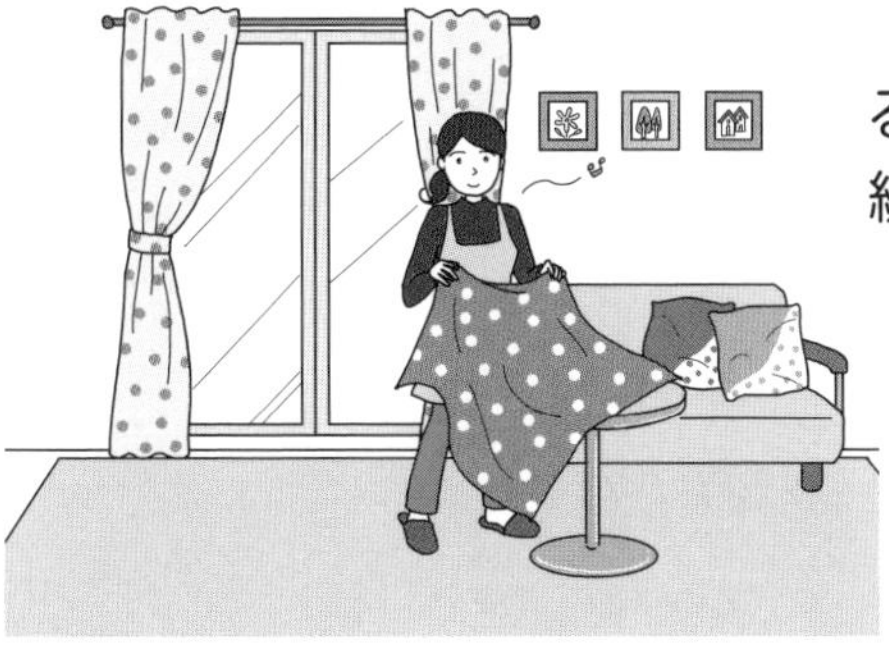

部屋の模様替えをしてみる（断捨離や自分の好みで統一し気分一新）

寝る前のスマホや寝酒は控える

寝酒は、寝つけたとしても酔いが醒めるにつれ睡眠が浅くなる、アルコールの利尿作用でトイレに起きることになるなど、睡眠の質が下がります。また習慣になると体が慣れて寝つきも悪くなります。寝る前のスマホも、脳が興奮して寝つきにくくなり、ブルーライトを浴びると眠りを促すメラトニンが減少するので、今では睡眠障害を引き起こす原因の1つに数えられています。

睡眠の質を上げる

寝つきがよくない、眠りが浅い、疲れが取れないなど睡眠障害の原因は、寝る前に飲む酒や寝る前に見ているスマホかもしれません。睡眠の質が悪化すると、高血圧や肥満、糖尿病になるリスクが高まります。いい睡眠とは、時間だけでなく、その質も考える必要があります。熟睡できたときと質の低い睡眠では、疲れの取れ方や目覚めた時のすっきり感に大きく差がつきます。

……… 就寝前に控えたい習慣 ………

寝酒は依存症の原因になることも

寝酒が習慣化し、寝酒がないと寝つけなくなる

↓

少量では寝つけなくなり、酒の量が増える

↓

アルコールによってさらに睡眠の質が低下する

↓

アルコール依存症の症状が現れる

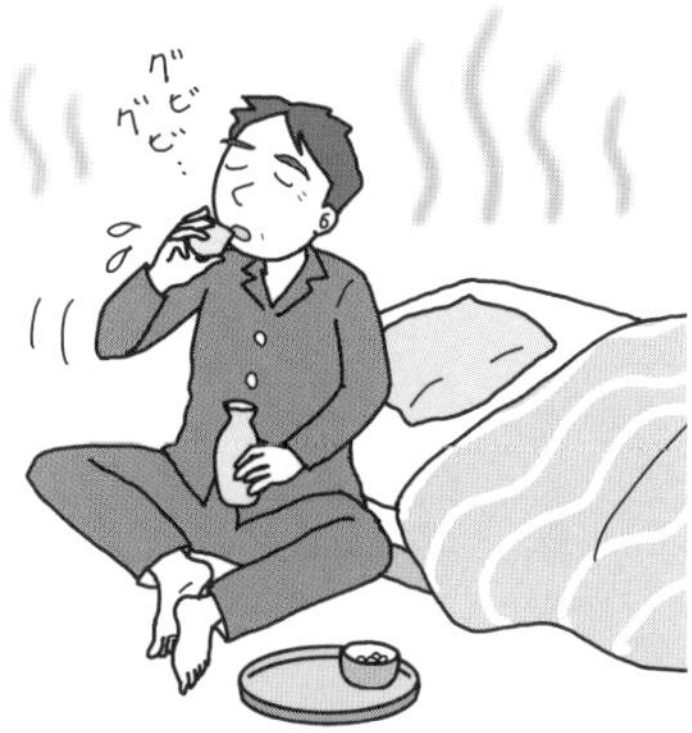
グビグビ…

睡眠障害をまねくスマホ対策

手の届かないところにスマホを置く

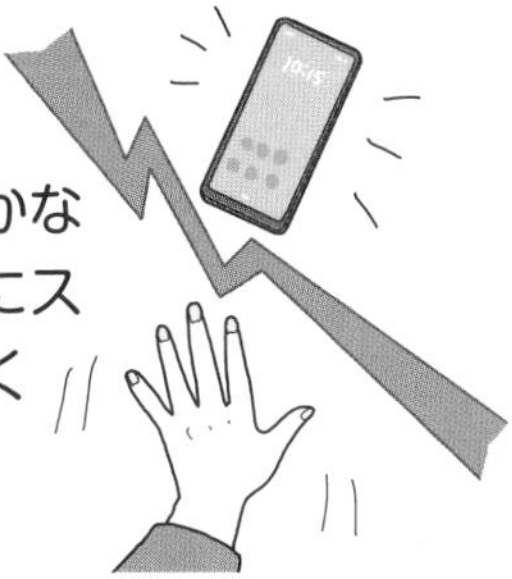
10:15

睡眠2時間前はスマホを見ない

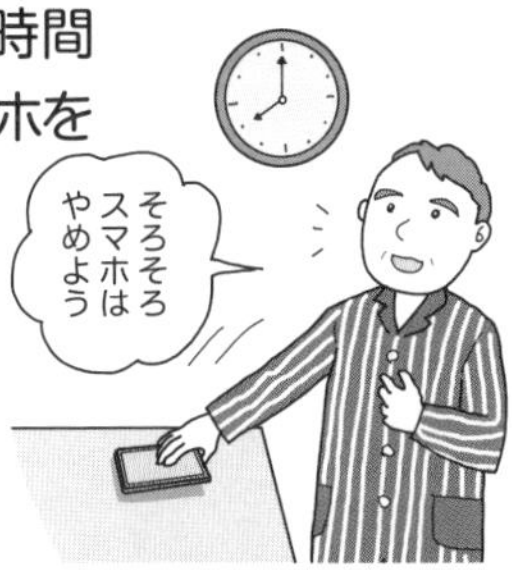
そろそろスマホはやめよう

どうしてもスマホを使いたいとき

- 21時以降は「ナイトシフト」という機能などでスマホの画面を暗めにする
- 21時以降はブルーライトカット眼鏡やフィルターを使う
- 21時以降は部屋の照明を暗めにする

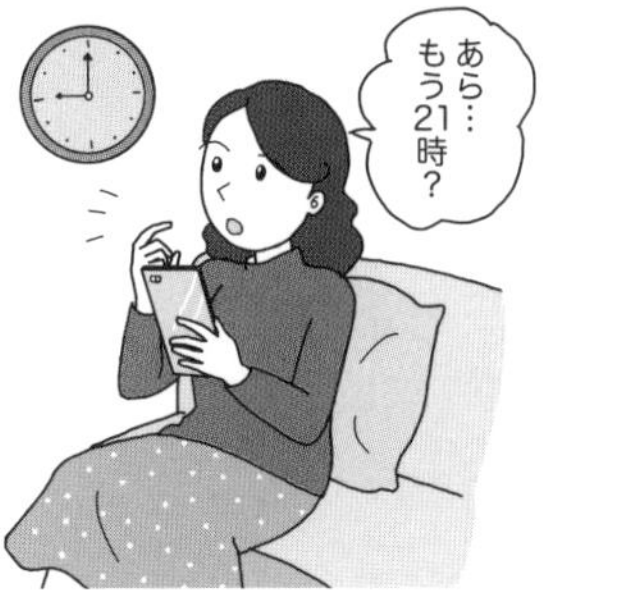
あら…もう21時？

朝日を浴びて生活リズムを整える

良い睡眠をとるためには、体内時計を調節するメラトニンというホルモンが重要な役割を果たします。朝日を浴びると、その刺激がメラトニンの分泌に影響し、夜眠くなる仕組みになっています。朝に十分な光を浴びていないと、夜眠くならないうえ、さらに寝る前にスマホを見たりすると、夜間のメラトニンの分泌が抑えられ、熟睡できなくなります。

快適な睡眠をとるために

十分な睡眠は、筋肉の疲れや緊張をとり、熟睡して心身共にすっきりするなど、心と体の健康をもたらし、生活習慣病の予防にもつながります。高齢になるとメラトニンの分泌が低下することもあり、熟睡するのが難しくなります。朝起きて朝日を浴びる、決まった時間に寝るなど規則正しい生活を心がけ、体のリズムを整えましょう。

……… 良い睡眠をとるために ………

毎日同じ時間に起き、同じ時間に寝る習慣をつける

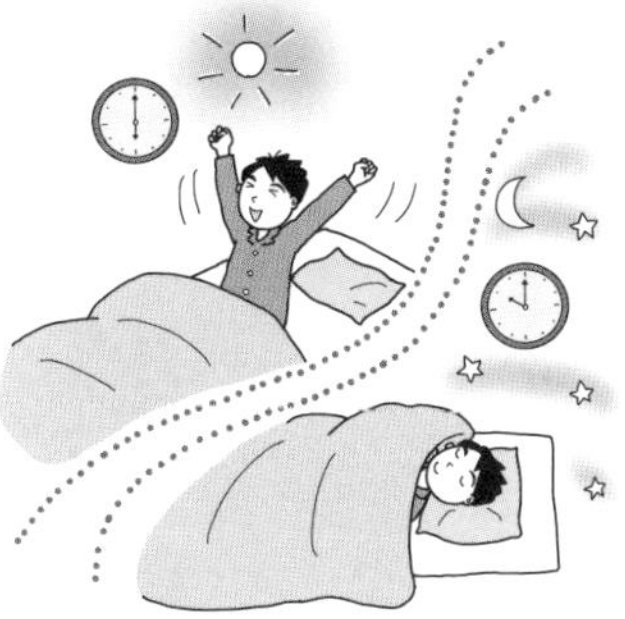

起床後2時間以内に朝食をとる

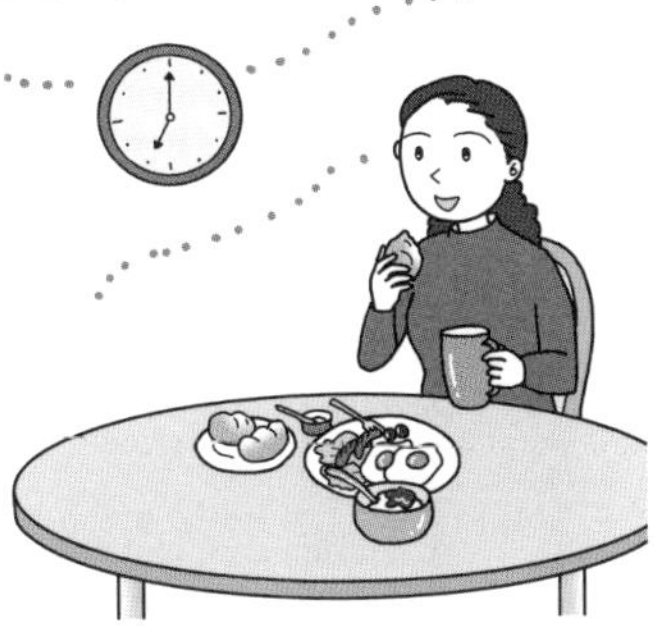

日中に十分日光を浴び、身体を動かす

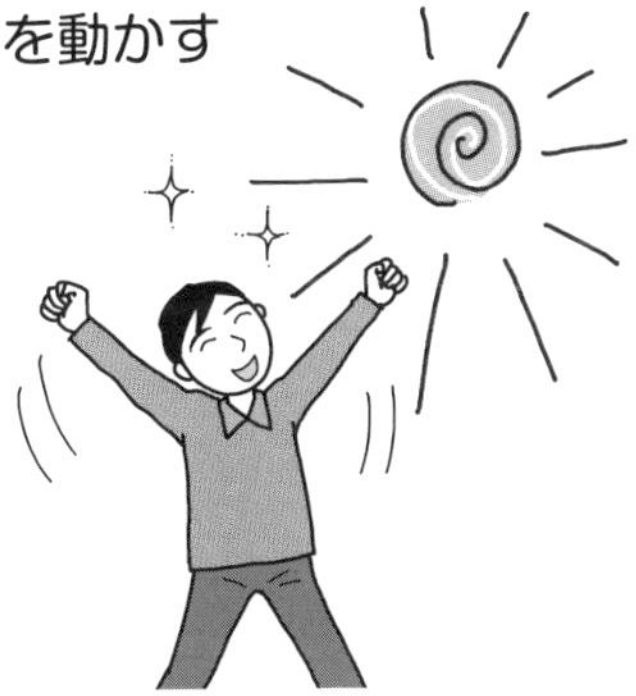

夕食は早めにとり、夜食はなるべくとらない

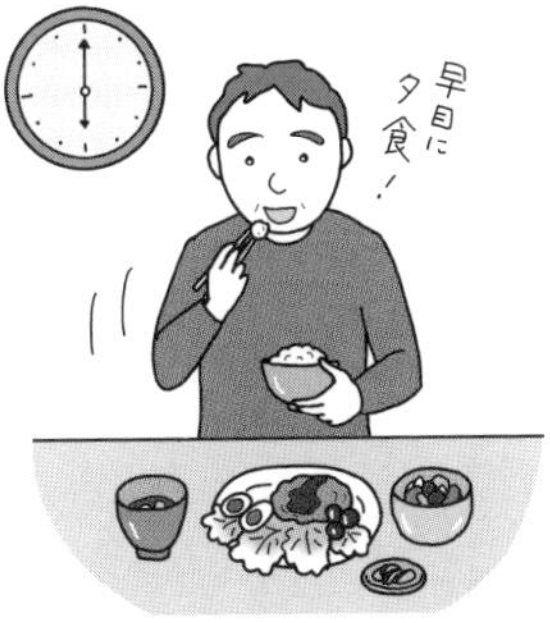

寝る前にカフェインの入ったコーヒー、酒などの刺激物をとらない

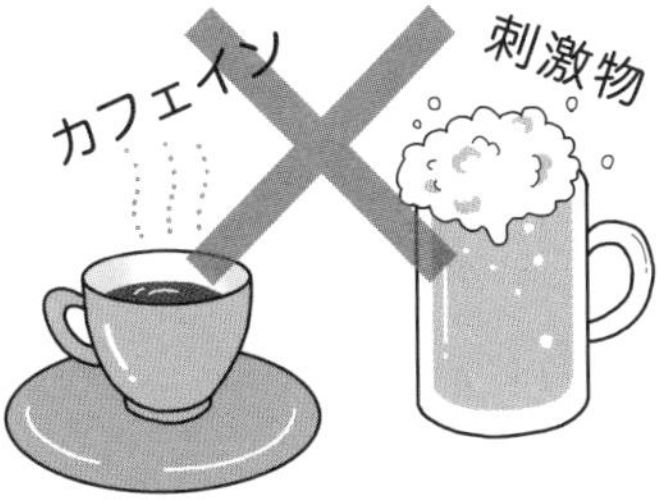

眠らなくてはいけないと考えすぎない

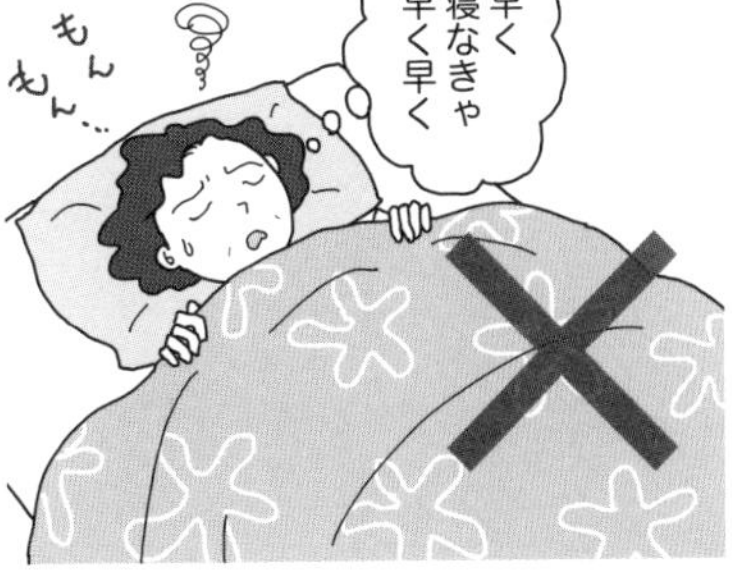

禁煙は必ず実行したい

タバコに含まれるニコチンやタールは、血管を収縮させ、血圧を上げるので動脈硬化、糖尿病、脳卒中、心臓病、慢性閉塞性呼吸不全、歯周病などを引き起こします。さらに70種類以上の発がん物質を含むため、肺がんに限らず多くのがんの原因にもなります。喫煙はさまざまな病気や再発のリスクを確実に高めるだけでなく、周囲の人にも受動喫煙による発病のリスクを高めます

今すぐ禁煙を

中年期から高齢期に喫煙すると、認知症になるリスクが高まることもわかってきました。しかし、高齢になっても禁煙すればリスクは減る可能性があります。自力で禁煙が難しい場合はニコチンパッチやニコチンガム、また禁煙外来で相談し、禁煙治療薬を使うなど周囲の助けを借りましょう。禁煙補助薬を使うと禁煙成功率が3～4倍に高まるともいわれています。

……… 喫煙は日本人が命を落とす原因の1位 ………

（2007年のわが国における危険因子に関連する非感染症疾病と外因による死亡数）

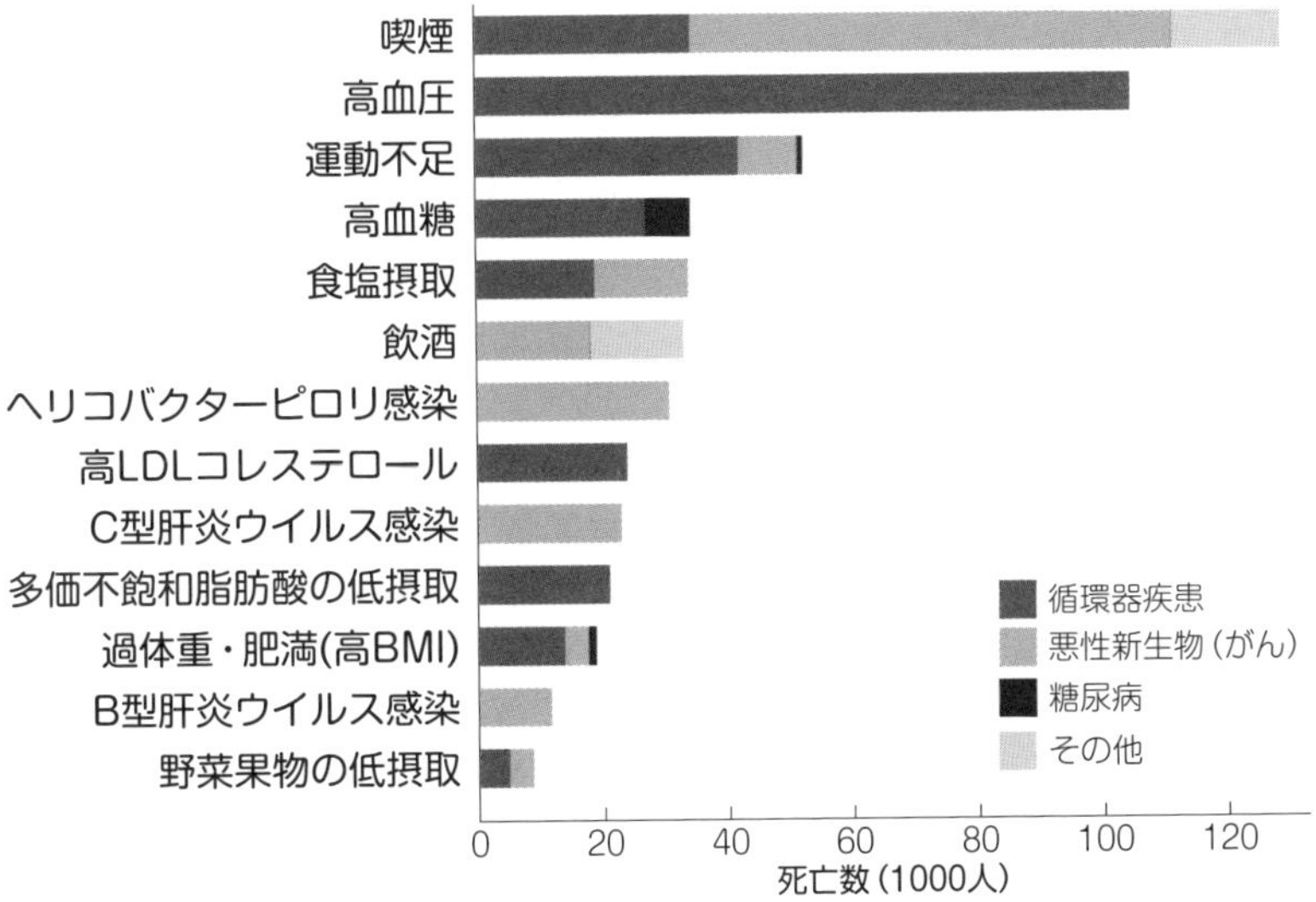

平成24年2月27日たばこアルコール担当者講習会資料を改変（厚生労働省健康局総務課生活習慣病対策室）
出典）THE LANCET 日本特集号（2011年9月 厚生科学研究：我が国の保健医療制度に関する包括的実証研究、渋谷健司より作成）

……… 喫煙を補助する薬のいろいろ ………

ニコチンガム 薬局・ドラッグストアで買え、口腔粘膜からニコチンを吸収させる

ニコチンパッチ（保険適用になる） 薬局・ドラッグストアで買え、禁煙外来では大きいサイズを処方してもらえます。体に貼り、皮膚からニコチンを吸収させる

飲み薬（保険適用になる） 医療機関での処方が必要な飲み薬。ニコチンを含まず、喫煙で感じる満足感を抑制する作用があります。ニコチンパッチより禁煙成功率が1.5倍高いといわれている

心臓病
脳卒中
血管

お酒は適量を守り、飲みすぎに注意

大量の飲酒を続けると動脈硬化、高血圧を招くほか、脳卒中などの原因になります。お酒には利尿作用があるので、気づかぬうちに脱水状態になり、血液が粘っこくなって血栓ができやすくなるからです。さらに酒自体のカロリーが高く、おつまみに脂っこく塩辛いものを食べがちなので肥満、脂質異常症、糖尿病を引き起こしやすいのです。

休肝日をつくるか、きっぱり禁酒

中年男性で中性脂肪の多い人や尿酸値の高い人は、たいていお酒の飲みすぎといわれます。週に2、3日は飲まない日をつくる、周りの人に監督してもらうなどのルールを決めましょう。といっても飲酒の習慣のある人にとって、適量で止めるというのは難しいことです。自制できそうもなければ、いっそ禁酒と決めたほうがいいかもしれません。

1日のアルコールの適量

適量なら、
血圧を下げたり、
リラックスする
効果もある。

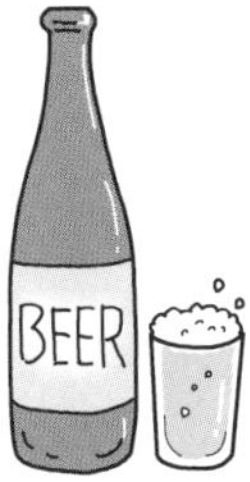

ビール中びん
1本（500ml）

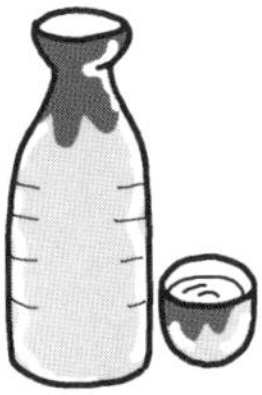

日本酒
1合（180ml）

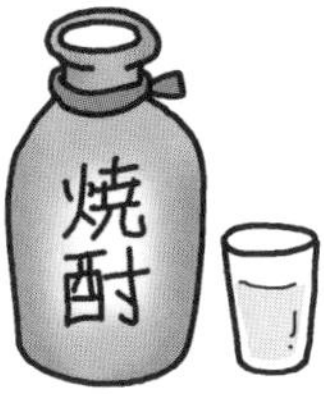

焼酎
1杯（90ml）

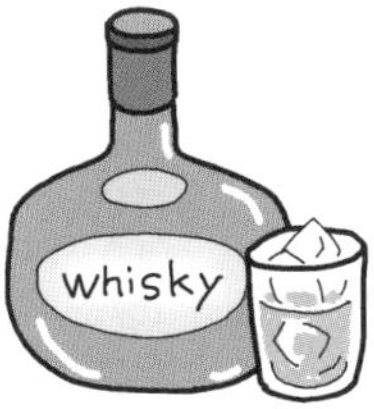

ウイスキーダブル
1杯（60ml）

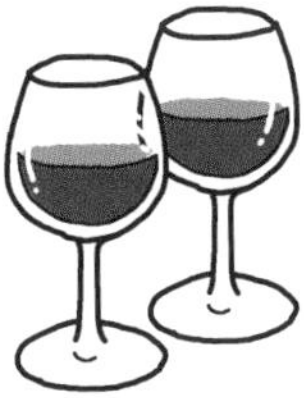

赤ワイン
2杯（240ml）

飲み方はそれぞれ工夫して

おつまみを工夫して楽しく適量を飲む

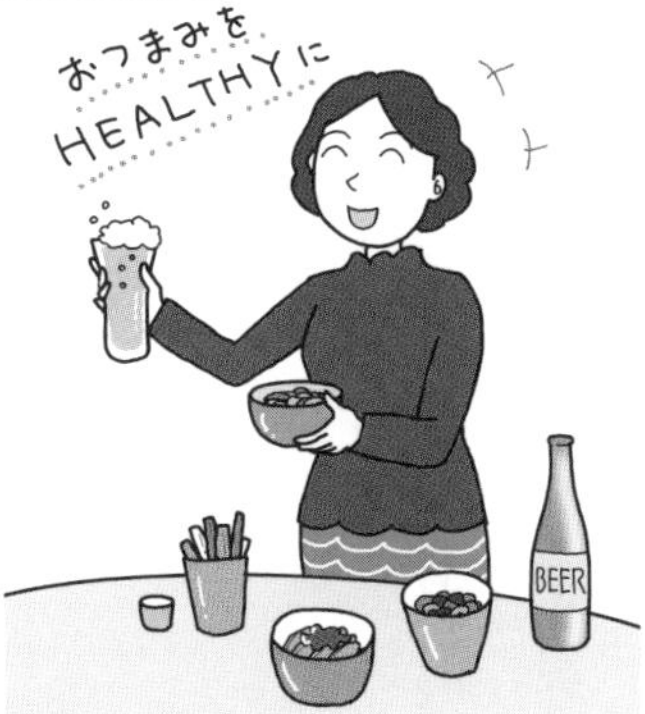

週に2日ほど休肝日を設ける

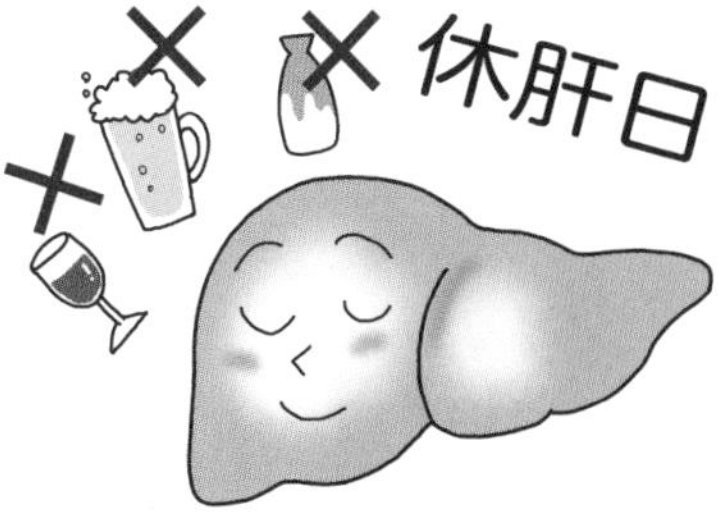

肥満を予防し適正な体重を維持する

肥満の人は、普通体型の人に比べて高血圧症になる危険が2～3倍あるといわれます。お腹の脂肪細胞から分泌される物質が自律神経やホルモンの働きを乱し、血管を収縮させて血圧が上がりやすいのです。また、脂肪細胞を養うために伸びた血管も、血管抵抗を増し血圧を上げます。加えて、血液中の脂質で血液がドロドロなことも高血圧を引き起こす原因になります。

「内臓脂肪型肥満」に注意

高血圧と関係が深いのは内臓に脂肪が溜まる「**内臓脂肪型肥満**」です。隠れ肥満やお腹の出た男性はとくに注意が必要です。肥満は多くの病気の原因となるので、有酸素運動などで地道に肥満を解消しましょう。内臓脂肪はたまりやすい一面、食生活や運動不足を改善すれば減らしやすいのが特徴です。ストレスで過食する人はストレス解消法を見つけることも大切です。

注意したい内臓脂肪型肥満（リンゴ型肥満）

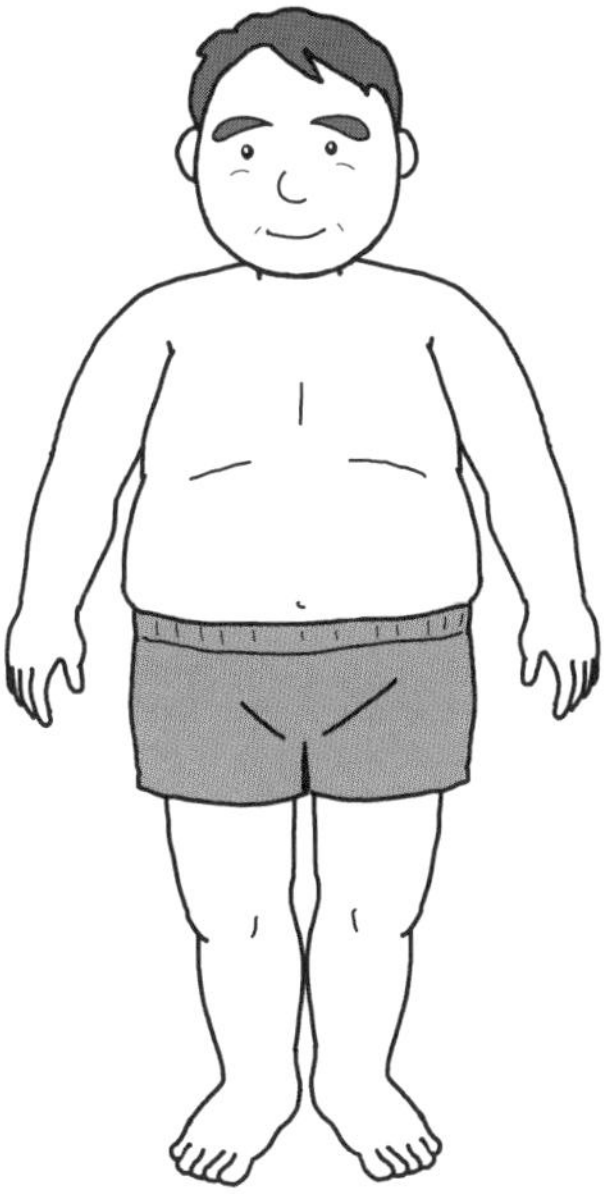

過食でナトリウムなどさまざまな物質が過剰になる

↓

自律神経・ホルモン分泌が乱れる

↓

血圧が上がる

肥満のめやす

肥満のめやすとなるBMI(体格指数)は、

体重（kg） ÷ 身長（m） ÷ 身長（m） で求められる

●肥満度分類

BMI	判定
18.5～25未満	普通体重
25～30未満	肥満（1度）
30～35未満	肥満（2度）
35～40未満	肥満（3度）
40以上	肥満（4度）

内臓脂肪蓄積の指標は「ウエスト周囲 男性85cm以上 女性90cm以上」。減量のめやすとして、「体重3kg、ウエスト3cm」減らすことが「サンサン運動」として推奨されている（日本肥満学会）

BMI「35」以上を高度肥満と定義

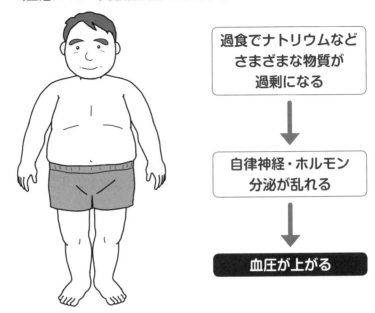

食事とともに重要な水分の補給

血圧が高くなる原因のひとつに血液の粘度が挙げられます。血液がねばねばしていると、脳梗塞や心筋梗塞などの疾患のリスクが高まります。夏、冬ともに脱水症状になりやすく血液の粘度が高くなるので、水分を十分に補う必要があります。

夏でも冬でも水分補給が必要

夏は体内の熱を拡散するために血管が拡張し、汗によって血管内の水分と塩分を体外に出すよう働くので、脱水症状になりやすく、また、冬は空気が乾燥しているので、体温の発散を防ぐために血管が収縮して脱水症状になりやすくなります。水分補給を行う際は、水や麦茶、ほうじ茶などがおすすめです。ジュースなど甘いものは糖分過多になりがちですし、ビールなどのアルコールは利尿作用で水分が抜け、リバウンドで血圧が上がりやすくなります。

季節によって注意したい水分補給

春

汗をかく機会が増えるため、身体が乾きやすくなっている
対策：こまめな水分補給が大切

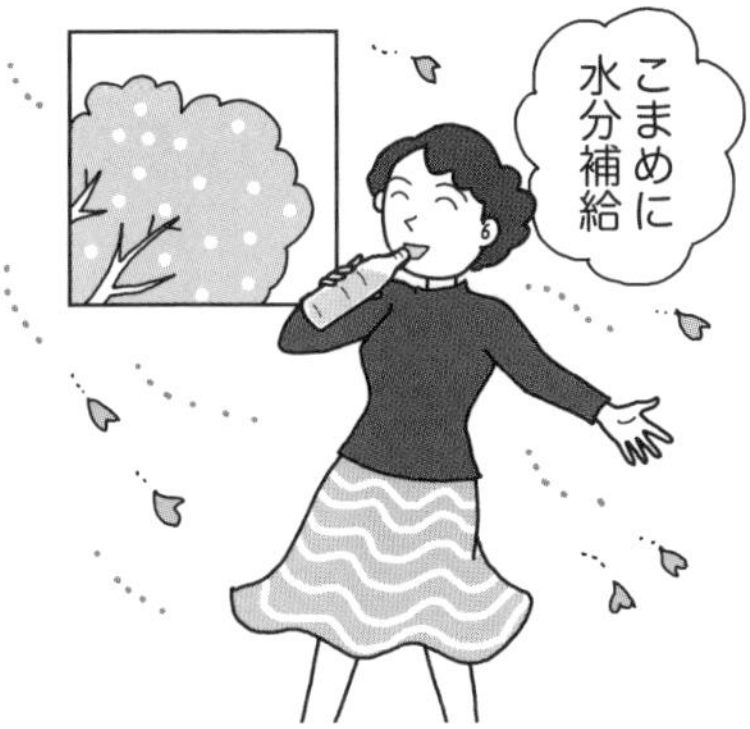
こまめに水分補給

夏

日中だけでなく、夜間も気温が下がらず汗をかきやすい
対策：夏の夜は汗をかいて脱水を起こしやすいので、就寝前にコップ一杯を目安に水分補給

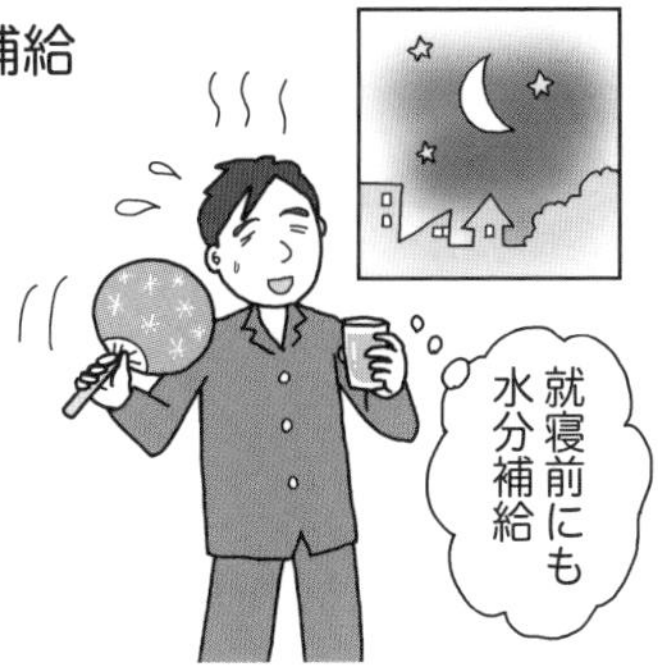
就寝前にも水分補給

秋

汗をかいても気づきにくい。夏に比べて水分補給がおろそかになりがち
対策：とくにスポーツで汗をかいたらこまめに水分補給を

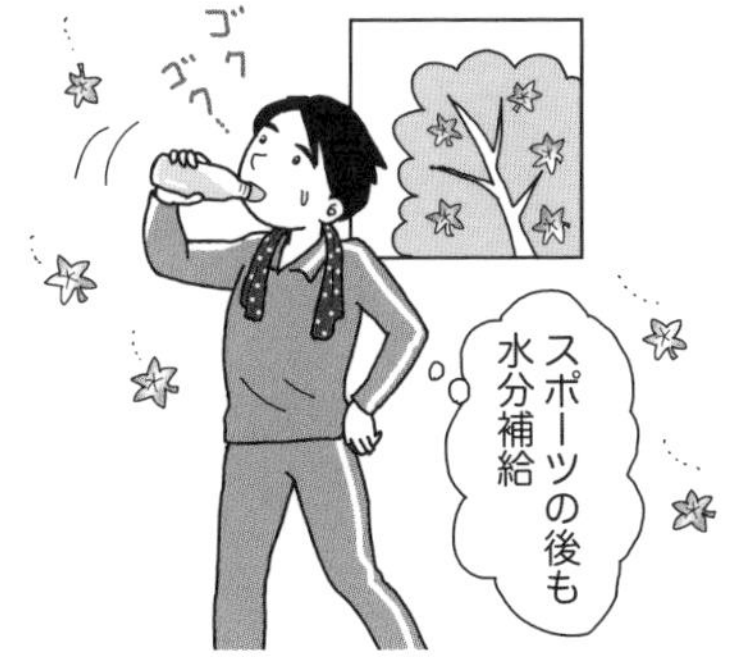
ゴクゴク…
スポーツの後も水分補給

冬

知らないうちに水分不足になりやすい
対策：のどの渇きを感じにくいため、無理せず少しずつ飲む。温めて飲むのもよい

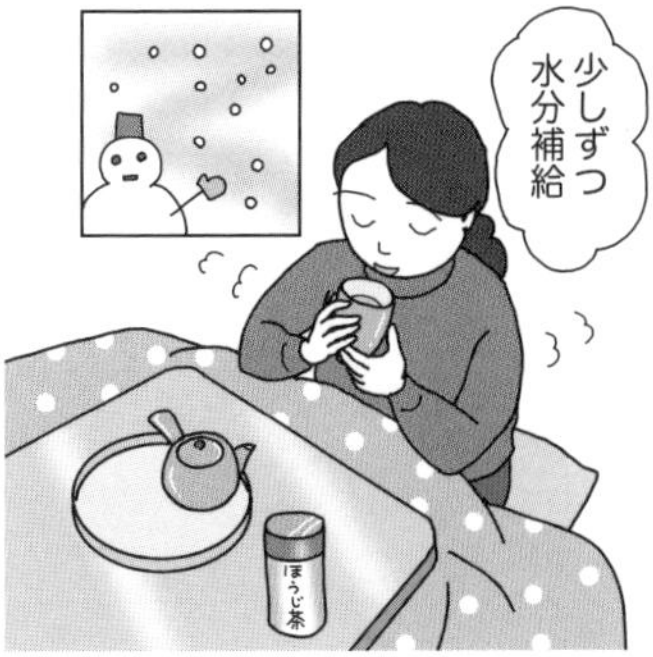
少しずつ水分補給
ほうじ茶

塩分をコントロールした食事

血圧を下げる第一のポイントは、塩分を控えることです。塩分（ナトリウム）をとりすぎると、血液中の水分が増えて体内の血液量が増します。通常なら余分な塩分と水分は腎臓の働きで排せつされますが、塩分の多い食事を続けていると、排せつが追いつかなくなり、血圧が上がると考えられています。塩分のとりすぎはコレステロールを高め、血栓ができるリスクも高まるので、十分気をつけましょう。

調理法や食材で工夫する

薄味でもおいしく食べられるよう、新鮮な食材を選び、しょうが、ニンニク、カレー粉などの香辛料、レモン、ゆずなどの酸味で、味に変化をつけましょう。牛乳やヨーグルトでコクを出す方法もあります。見えない塩分が隠れている外食や加工食品は、なるべく控えるようにしましょう。

食品に含まれる塩分量（例）

食品	塩分
しょうゆ　小さじ1杯	1g
味噌　大さじ1杯	1g
ラーメン　1杯	3〜5g
カレーライス　1皿	約3g
握りずし　1人前	3〜4g
野菜炒め	2〜3g
ぎょうざ　1個	0.2g
せんべい　1枚	0.2g
ポテトチップス　5枚	0.2g

一日の摂取量を日本人の平均の半分6g、多くても10gを超えないようにする

減塩のコツ

・しょうゆ、食卓塩、ソースは小皿に入れて付けて食べる
・漬物、つくだ煮類を控える
・ハム、干物、かまぼこ、ちくわなど食塩を含む肉・魚の加工品は控える
・しょうが、ニンニク、ワサビ、ミョウガ、ゴマなどのハーブ、コショウ、からしなどのスパイスを利用する
・酢やレモンなどの柑橘類の酸味を利用する
・みそ汁は具だくさんで一日1杯までに
・麺類のつゆは全部飲まないで残す
・塩分の多いだし汁の素は控え、鰹節、昆布、干しシイタケなどの天然だしを使う

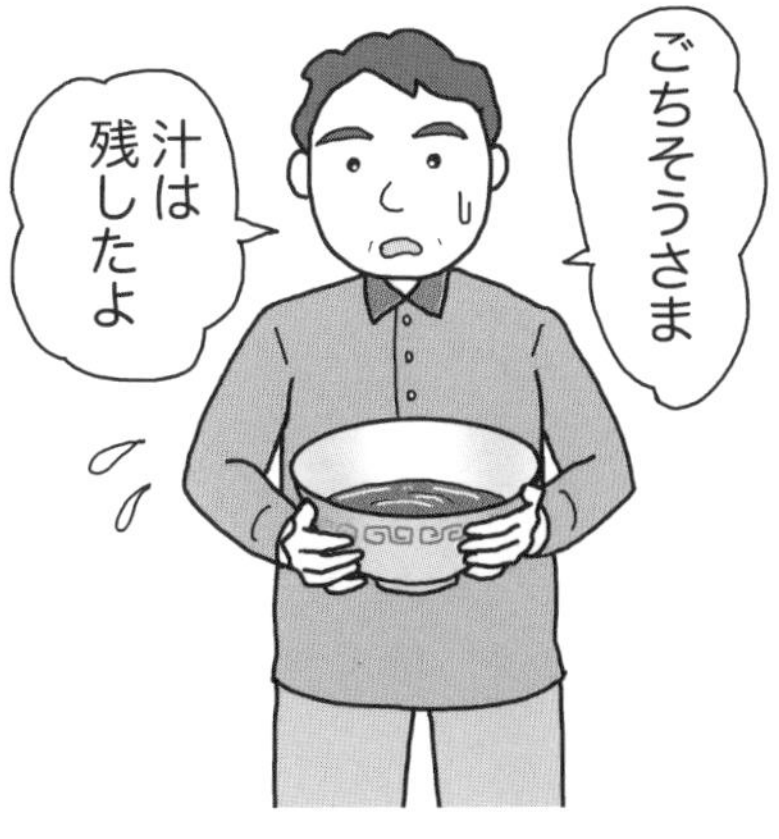

バランスのよい食事のとり方

塩分をとりすぎないためにはカリウム、カルシウム、マグネシウムなどのミネラルをとることが大切です。野菜や海藻、芋、果物に多く含まれるカリウムを多くとると、尿へのナトリウムの排せつが促進されます。マグネシウムはその働きを助ける役割があります。カルシウムは副甲状腺ホルモンなどの分泌を抑制し、血圧の上昇を防ぎます。

多くの食品を少しずつ

日本人はカルシウム不足の傾向があり、高血圧になりやすい人はカルシウムを吸収、調節する機能がよくない場合があるので、カルシウムは十分とるよう心掛けましょう。ナッツ類、豆類に含まれるマグネシウムは、カルシウムの働きを助ける役割ももっています。不飽和脂肪酸を多く含む魚類など、血圧を下げる効果のある食品を総合的にとれば、相乗的な効果も期待できます。

ミネラルやビタミンなどを多く含む食品（例）

カルシウム	牛乳、小魚類、海藻など	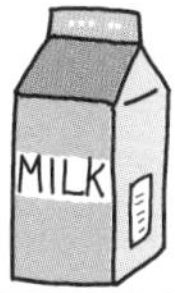
マグネシウム	海藻、ナッツ類、豆類など	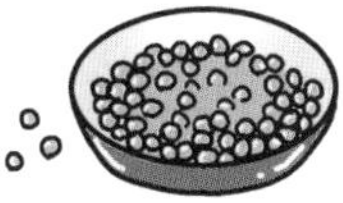
タンパク質	アワビ、スルメイカ、ズワイガニ、タコ、アサリ、カキ、魚介類など	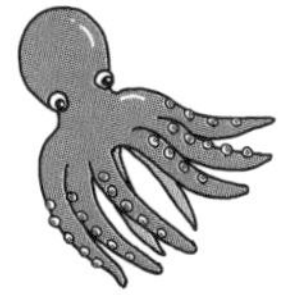
カリウム	トマト・ホウレンソウなどの野菜、果物、海藻類、豆類など	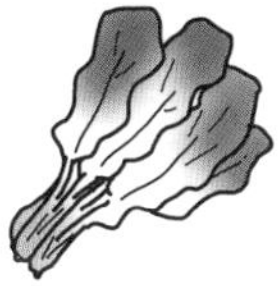
不飽和脂肪酸	サバ、イワシなどの魚類	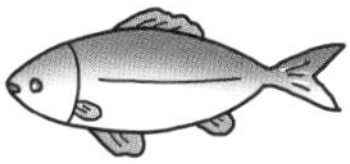
ビタミンA	レバー、卵、緑黄色野菜など	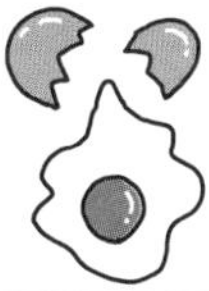
ビタミンB群	バナナ、パプリカ、さつまいも、玄米、肉、豆、チーズなど	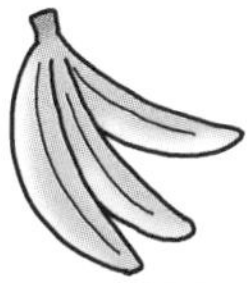
ビタミンC	パプリカ、ブロッコリー、ケールなど	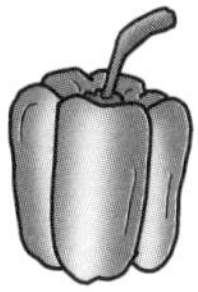

食事回数は1日3回が基本

1日3食の食習慣が、栄養バランスの点からいっても理想的といわれます。2食以下にするとどうしても1回の食事量が多くなって、肥満や生活習慣病の原因にもなるとされます。2食では脳への栄養が足りなくなるという説もあります。

自分に合った方法を試そう

最近になって、食事の回数を減らし、胃腸を休ませる時間をつくると不調が改善されるという研究が発表されています。ものを食べない時間を作ってカロリーを控えれば、糖尿病や心筋梗塞、狭心症などの予防に効果があるとのことです。体質によって向いた方法があるのかもしれません。試してみて、自分に向いた方法を見つけましょう。どちらにしても寝る直前の深夜の食事や食べ過ぎは厳禁です。

おすすめの食習慣

腹八分目を心がける

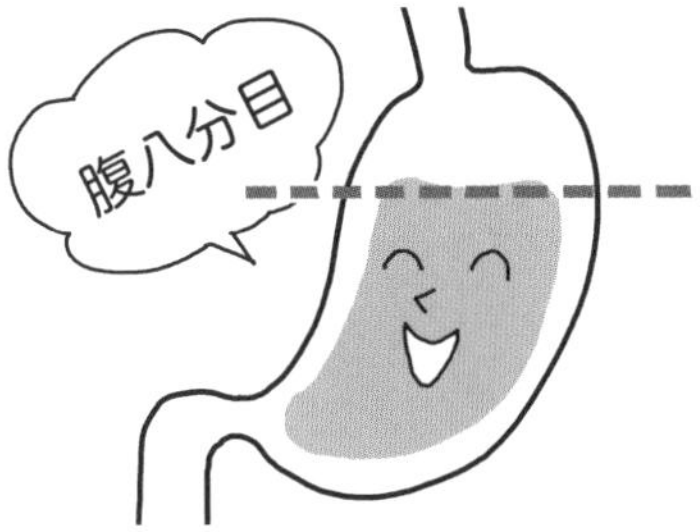

毎朝、野菜ジュースを飲む

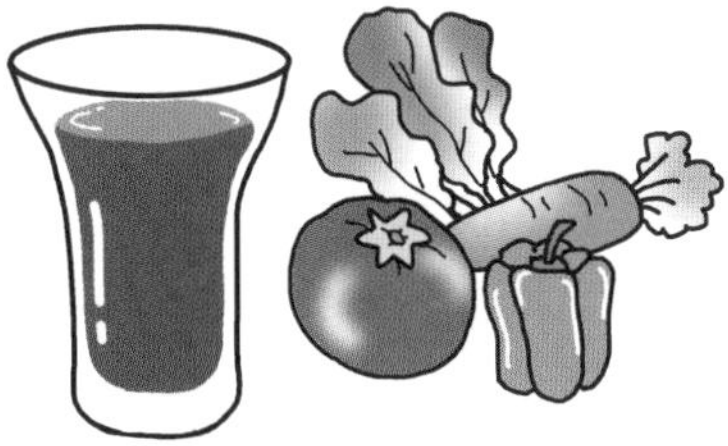

高齢者に適した食事

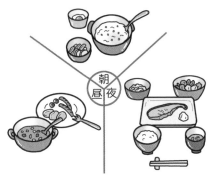

朝：おかゆなど消化の良いもの。水分の多い野菜や果物

昼：ビスケットや茶菓子程度

夜：たんぱく質を多く含む魚や野菜などの食事

避けたい習慣

深夜まで飲酒して高カロリーの食事をとるのは×

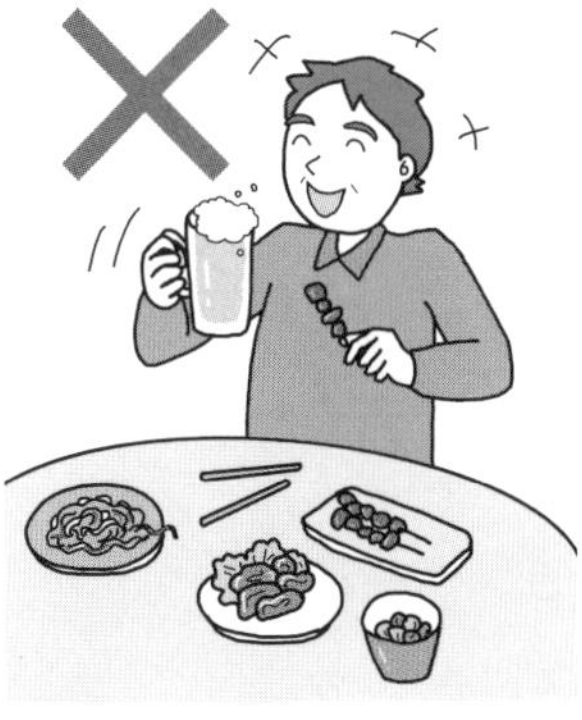

血管を強くする手軽な運動1

血管はただの血液の通り道ではなく、血流をスムーズに流すサポートをするという大切な役割をもっています。血管が弾力を失って硬くなると、動脈硬化が進んで心臓や脳疾患のリスクが高まります。血管をしなやかに若返らせるカギを握るのは、血管の内側にある内皮細胞です。動脈硬化の原因になる有害物質を侵入しにくくし、血液をサラサラに保つ役目があります。

血管はいくつになっても若返る

不摂生な食習慣のほか、運動不足が続くと、血管はどんどん老化を速めていきます。しかしあえて特別な運動をしなくても、日常生活の中でなるべく車に乗らずに歩く、エスカレーターやエレベーターでなく階段を使うなどの簡単な運動を意識的に行うことで、血管は若返ります。内皮細胞が元気に働くようになれば血管が広がり、血液がサラサラになっていきます。